CRITIQUE MÉDICALE

DES GROSSESSES

DITES PROLONGÉES

PAR

Le Docteur L. ESTACHY,

DE LA FACULTÉ DE PARIS,

Ancien Médecin en chef de l'Ambulance de la 4ᵉ division de la Garde Mobile

(1ʳᵉ du 13ᵉ corps 1870-1871, siége de Paris),

Ancien Médecin cantonal, etc., Chevalier de la Légion-d'Honneur.

PARIS

LIBRAIRIE GERMER-BAILLIÈRE ET Cᵒ,

108, Boulevard Saint-Germain, au coin de la rue Hautefeuille.

1884

CRITIQUE MÉDICALE

DES GROSSESSES DITES PROLONGÉES

MARSEILLE. — Typ. et Lith. CAYER & Cⁱᵉ, rue Saint-Ferréol, 57.

CRITIQUE MÉDICALE

DES GROSSESSES
DITES PROLONGÉES

PAR

Le Docteur L. ESTACHY,

DE LA FACULTÉ DE PARIS,

Ancien Médecin en chef de l'Ambulance de la 4ᵉ division de la Garde Mobile

(1ʳᵉ du 13ᵉ corps 1870-1871, siége de Paris),

Ancien Médecin cantonal, étc., Chevalier de la Légion-d'Honneur.

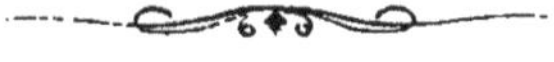

PARIS

LIBRAIRIE GERMER-BAILLIÈRE ET Cᵒ,

108, Boulevard Saint-Germain, au coin de la rue Hautefeuille.

1881

DU MÊME AUTEUR

Considérations étiologiques sur le goître dans les Hautes-Alpes. Paris, 1870 (avec un tableau statistique).

La question des Médecins de l'armée. Paris, 1870.

Considérations sur les Ambulances pendant le siége de Paris. Paris, 1871-1872.

Sur les moyens d'augmenter ou de rétablir la sécrétion lactée. 1877 *(Bulletin général de Thérapeutique,* Paris).

Des succédanés du Seigle ergoté, du Maïs ergoté . *(Bulletin général de Thérapeutique,* Paris, 1877).

Des Injections hypodermiques. Paris, 1878.

INTRODUCTION

Ayant eu plusieurs fois , dans ces dernières
années, l'occasion de constater des retards plus
ou moins considérables dans l'accouchement, alors
que tous les calculs, toutes les probabilités m'enga-
geaient à admettre qu'il aurait dû avoir lieu plus tôt,
je me demandai quelles pouvaient être les causes
de ces retards, de ces prolongations de gestation
plus ou moins réelles.

Sachant bien que le hasard n'existe pas, de quelque nom qu'on l'appelle, en philosophie comme en
théologie et même en médecine; n'ignorant pas que
tout a une cause, que tout a un effet, et que c'est
à nous qu'il appartient de rechercher et de trouver
et les causes et les effets, je parvins, au moyen d'in-
terrogations faites avec soin, d'examens minutieux, d'observations suivies, à conclure que ces
retards, ces prolongations de gestation, quelquefois plus apparentes que réelles, ne tenaient qu'à
certaines causes de mogostocie maternelle et de
dystocie fœtale.

C'est alors que j'eus la pensée d'écrire sur les grossesses dites prolongées, ces quelques pages que je fais imprimer aujourd'hui, sans avoir l'ambition de faire cependant un travail complètement original, mais avec la conviction que toutes les recherches quelles qu'elles soient, que toutes les découvertes si petites qu'elles soient grossissent toujours le trésor de la science, donnent lieu à de nouvelles études et provoquent, par une expansion naturelle, de nouveaux travaux et de nouvelles observations de faits d'où peuvent découler souvent des déductions profitables à la science et à l'humanité.

25 Octobre 1880.

DES GROSSESSES DITES PROLONGÉES

I.

Une question très controversée et très difficile à juger, est celle des grossesses que l'on a qualifiées dans ces derniers temps, de grossesses tardives ou prolongées. On aurait mieux fait de dire accouchement tardif.

Par accouchement tardif, il faut entendre, à notre avis, et la suite de ce travail le fera mieux comprendre, un accouchement qui, chez une femme régulièrement conformée, et ne présentant aucun cas de dystocie du bassin, des parties molles, etc., le fœtus se trouvant dans des conditions normales de volume et de position et ayant en naissant un poids, des dimensions et un degré de développement proportionnel à son séjour dans la cavité utérine, ait lieu bien au-delà du terme fixé par la nature et dépassant ce terme d'un nombre de jours plus ou moins considérable.

En d'autres termes, la période ordinaire, régulière, normale de la gestation doit se trouver dans le cas d'une grossesse dite prolongée, avoir subi une prolongation plus ou moins grande, de telle sorte que la maturité du fruit de la conception semble avoir exigé plus de temps pour s'opérer, l'utérus avoir mis plus de temps à le nourrir pour l'amener à cette maturité, son évolution, c'est-à-dire l'ensemble des phases parcourues par le nouvel être pour arriver à maturité, restant la même et proportionnelle au temps de son séjour intra-utérin.

Une gestation semblable peut-elle exister ? L'observation et l'expérience, puis le raisonnement qui succède aux faits, sont-ils d'accord pour faire admettre ces gestations-là ? Si elles existent ou non, quelles en sont les conséquences ? C'est ce que nous nous proposons d'examiner, sans cependant entrer dans tous les développements qu'une étude pareille serait susceptible, à bien des points de vue, de comporter.

II.

Pour nous, disons tout d'abord, que nous acceptons comme synonymes, les expressions de *grossesse prolongée* et d'*accouchement tardif*. Si un accouchement est tardif, c'est que la grossesse évidemment s'est prolongée ; mais, pour que cette grossesse puisse être acceptée comme telle, il faut à notre avis, que, tant du côté de la mère que du côté du fœtus, il n'existe rien d'anormal, rien pouvant occasionner une prolongation de séjour du nouvel être dans la cavité utérine, rien l'obligeant, en quelque sorte, à dépasser le terme regardé comme normal de l'accouchement ordinaire, le fœtus présentant un poids, des dimensions, un développement dépassant le poids, les dimensions et le développement du fœtus ordinaire à terme, tout restant dans les bornes d'une physiologie irréprochable. Il faut, de plus, que, pendant la prolongation de la gestation, il n'y ait eu aucun phénomène de travail et que la gestation ait été régulière jusqu'au moment où, par l'effet d'un travail lent ou non, vrai et continu, l'expulsion du fœtus soit survenue définitivement et irrévocablement.

C'est dire que si l'accouchement tardif n'est que l'effet de la prolongation de la gestation, la prolongation de la gestation elle-même n'est autre pour nous, que l'effet de causes diverses toutes plus ou moins dystociques.

C'est dire que l'accouchement tardif doit s'entendre non seulement d'un accouchement qui dépasserait les limites ordinaires, par le fait même du travail que la nature oblige la femme à supporter, afin d'expulser le produit de la conception parvenu à maturité, mais encore et en même temps, du retard plus ou moins considérable, pouvant durer un plus ou moins grand nombre de jours, dépendant d'un certain nombre de causes, la plupart bien étudiées et bien connues aujourd'hui, causes qui souvent troublent l'œuvre de la nature et parfois la rendent difficile, dangereuse ou même parfaitement impossible. Ce sont ces causes, en effet, qui nécessitent très fréquemment l'intervention plus ou moins active de l'accoucheur, qui sont loin d'avoir toujours le même mode d'action et qui comprennent tous les cas de dystocie quels qu'ils soient.

C'est dire, qu'en principe, et laissant préjuger nos conclusions, nous ne saurions admettre les grossesses prolongées qu'on pourrait qualifier de *non symptomatiques, de physiologiques prolongées, déssentielles* si l'on veut, et que les grossesses prolongées, telles qu'on les a admises jusqu'à présent, ne doivent être considérées que comme des *grossesses symptomatiques*. Haller disait déjà de son temps, en commentant Bœrrhuve : « *Seriores ego puto neque unquâm admittendos nisi manifestissimaratio adsit retardationnis in aliquâ chroniqua matris œgri-*

tadine... » En disant qu'il n'est pas possible d'accepter les naissances tardives, sans admettre en même temps un état pathologique de la mère, Haller n'envisageait qu'un des côtés de la question ; s'il eût vécu de nos jours, il aurait avant tout, considéré toutes les causes de mogostocie maternelle et de dystocie fœtale ; il aurait été comme Hippocrate, s'il eût pu revenir parmi nous, il aurait été le premier à retoucher, à corriger et à amplifier son œuvre pourtant si grande.

Les lois de la nature sont constantes et immuables. Si la nature a ses bizarreries, si elle fait montre de dérogation, si elle fait preuve de variation, c'est pour créer des monstruosités, des hybridités particulières, des êtres anormaux. Quand il s'agit pour elle de créer des êtres normaux et régulièrement conformés, ses lois sont invariables et le temps qu'elle met à les former pour la vie indépendante et libre, reste toujours sensiblement le même pour chaque nouvel être et pour chaque période ovulaire, embryonnaire et fœtale. Et nous ne croyons pas que la variabilité qu'on observe dans d'autres évolutions périodiques (puberté, dents, corps humain, etc.), puisse être appliquée ici.

III.

La grossesse utérine est une fonction de l'économie, fonction temporaire, il est vrai, suivie d'une conséquence inévitable, l'expulsion du fœtus, autrement dit de l'accouchement. Cette fonction, si elle n'est pas indispensable à l'existence, a toujours une certaine influence, si petite qu'elle soit, sur la santé qu'elle peut améliorer ou altérer, surtout si elle se renouvelle trop souvent. La grossesse est ordinairement simple ; elle peut être multiple, lorsque deux ou plusieurs ovules ont été fécondés. La durée de la grossesse est ordinairement limitée ; elle dépend, en effet, du développement du nouvel être. Dès que l'organisation de ce nouvel être est terminée, c'est-à-dire dès qu'il peut vivre indépendant et à l'air libre, son expulsion d'abord préparée, finit par s'achever peu à peu et en peu de temps, si, bien entendu, aucun obstacle ne s'y oppose.

Maintenant, quelle est la durée de la grossesse ? Combien de temps le fœtus reste-t-il dans l'utérus, depuis le jour où il est conçu jusqu'au jour où il est expulsé ?

Pour résoudre, en effet, le problème difficile des accouchements tardifs, des naissances tardives, il n'y a qu'un moyen, c'est de fixer la durée précise de la grossesse. Mais quelle peut être cette durée, puisque, sauf de très rares exceptions, nous ignorons le moment de la conception ?

IV.

Comme la physiologie humaine ne semblait pas donner les indications nécessaires pour arriver à la vérité, il était tout naturel d'étudier ce qui se passerait chez les animaux qui étaient les plus voisins de l'espèce humaine. C'est alors que Teissier (*Académie des Sciences*, 1819, tome II), suivant la voie tracée par Willer, fit des expériences dont il soumit le résultat à l'Académie des Sciences. Sur deux cents juments, il reconnut une différence de quatre-vingt-trois jours entre les deux extrêmes (311°-394° jour). Le terme le plus communément observé fut, pour les juments, de onze mois dix jours. Sur cent soixante-et-onze vaches, la différence fut de soixante-sept jours ; si l'on compare le terme le moins long (241° jour) avec celui qui l'est plus (308° jour). Le terme le plus communément observé fut pour les vaches, de neuf mois dix jours. Ces variations dans le terme de la gestation bien constatées chez des animaux, faisaient présumer qu'il doit en être ainsi dans l'espèce humaine, car si les vaches et les juments chez lesquelles la gestation n'est pas troublée par les causes qui souvent opèrent des changements chez la femme (maladies, excès divers, affections morales, exigences sociales, etc.), peuvent ainsi mettre bas à une époque plus ou moins éloignée du terme ordinaire, à plus forte raison, disait-on, les femmes doivent-elles offrir dans leur durée de la grossesse des variations aussi nombreuses. Ces variations sont d'autant plus sensibles chez les animaux, qu'ils passent de l'état libre à l'état de domesticité, et chez la femme par le fait du mode de vie artificiel que la société et ses exigences lui créent. Ces expériences ne purent amener la conviction dans l'esprit du plus grand nombre, et firent rejeter ces exemples qui, disait-on, ne pouvaient s'appliquer à l'espèce humaine.

Merrimann et Murphy ne tardèrent pas à imiter l'exemple de Teissier et recueillirent l'un 114, l'autre 168 observations de grossesses à terme pour lesquelles l'accouchement eut lieu du 274ᵉ au 280ᵉ jour. Merrimann obtint une différence de 74 jours entre la grossesse la plus longue et la grossesse la plus courte ; Murphy arriva aux mêmes résultats. Reid (*The Lancet*, 1850), sur 500 observations, constate que la durée normale de la grossesse est de 274 à 280 jours après les dernières règles. Simpson (*Leçons de clinique obstétricale*), après avoir recueilli toutes les observations de Merrimann, Murphy et Reid, obtient un tableau de 782 cas au moyen duquel on voit que le cours normal de la grossesse chez la femme est de 274 à 280 jours. Les conclusions de Spencer sont les mêmes (*Journal of the english agricult. Society*, 1839-1840). Les observations de leurs devanciers n'ayant pas convaincu tous ceux qui étaient appelés à s'occuper de semblables questions, Devilliers (*Revue médicale*, 1847), en défenseur des idées émises par Lebas et Petit contre Louis, Mahon et Bouvard, lors du retentissant procès qui eut lieu en 1763 devant le Parlement de Rennes, entreprit de nouvelles recherches. En étudiant 226 observations de grossesses, il trouva que l'accouchement s'était effectué le plus souvent entre le 270' et le 280' jour après l'apparition des dernières menstrues, et il constata eutre les deux termes extrêmes, une différence de 60 jours. Velpeau (*Bibliothèque médicale*, 1829) s'exprime en ces termes au sujet des naissances prétendues tardives : « Il est malheureux que les preuves rapportées par les praticiens et les observateurs ne soient pas mathématiques ou de nature à entraîner une conviction entière. » Mathœus Duncan, sur 151 cas, donne le 270'-278' jour et avoue que, malgré la connaissance d'un coït qui a été unique et de la dernière menstruation, il n'a pu prédire le jour de l'accouchement. Hecker, professeur à la Maternité de Munich, sur 109 cas, trouve que la moyenne des accouchements eut lieu dans la 39' semaine, c'est-à-dire du 267' au 273' jour et la différence entre les durées extrêmes de 62 jours. Ahlfed, de Leipsick, obtient un résultat voisin de celui de Hecker. Sur 916 cas, il arrive à la moyenne de 271 jours. Veit, ayant eu l'occasion d'examiner 939 femmes, trouve que le plus grand nombre des accouchements eut lieu dans la 40' semaine, c'est-à-dire du 274' au 280' jour. La moyenne, d'après lui, est de 276 jours. Berthold (*Académie de médecine*, 1844) cherche à établir une relation entre la durée de la grossesse et les périodes menstruelles, et il conclut que l'accouchement a toujours lieu lorsque la 10' menstruation se prépare, c'est-à-dire vers le 280' jour, en snpposant que les règles soient venues tous les vingt-huit jours. Capuron et Cazeaux admettent neuf mois. Cazeaux (*Traité d'accouchement*) considère comme naissance tardive toute naissance qui a lieu après le

270°-280° jour. Dubois (*Dictionnaire* en 30 volumes, article *grossesse*), tout en admettant que la durée de la grossesse peut être moindre de neuf mois ou se prolonger au delà de ce terme, reconnaît que la durée totale de la grossesse est de 270 jours. Casper (*Traité de médecine légale.* Berlin, 1861) rejette complètement les grossesses prolongées et plaisante un peu à la prussienne sur les cas de Taylor, de Klein et de Foderé. Mattei (*Académie médecine*, 1863), dans ses conclusions, dit : « Mon observation personnelle et surtout les faits consignés dans les deux premiers volumes de ma clinique obstétricale, m'autorisent à dire que la moyenne de la grossesse est environ de 265 jours chez la femme. » Il ajoute que le chiffre de 280 jours fixé par Hippocrate, comme limite extrême, peut être dépassé. Pour Joulin (*Traité d'accouchements*), la durée de la grossesse peut aller jusqu'au 295° jour. Au delà de ce terme, il déclare que la grossesse est prolongée. Pour Nœgele (*Traité pratique de l'art des accouchements,* traduction. Aubenas, 1870), l'accouchement à terme se fait aux environs du 280° jour, et l'accouchement est tardif s'il dépasse· la 40° semaine, c'est-à-dire s'il a lieu dans la 41°-42° semaine, et il n'hésite pas à déclarer que si un accouchement se fait au delà de la 42° semaine, il y a eu erreur d'observation. Depaul (*Leçons cliniqnes*, page 100) dit qu'il est difficile à l'accoucheur de préciser l'époque de la conception. Cette difficulté rend pénible la recherche de la durée de la grossesse. Sur 30 cas dans lesquels il a pu obtenir une date certaine sur le début de la grossesse, il a toujours vu l'accouchement se faire du 265° au 270° jour. Il ajoute qu'il n'a jamais vu ce dernier terme dépassé que lorsqu'un obstacle matériel existait et s'opposait à la réalisation des vœux de la nature, et dans ces cas, celle-ci ne manquait pas d'affirmer ses droits en mettant en jeu la contractilité utérine à l'époque voulue. Feltz (*Thèse*. Strasbourg, 1860) affirme que la grossesse ne peut se prolonger au delà du 300ᵉ jour. Mais, dit-il dans ses conclusions, la grossesse prolongée a pour résultat l'excès du développement du fœtus et l'ossification plus avancée du crâne, et l'excès de développement est une cause de dystocie. Stolz (*Dictionnaire de médecine et de chirurgie pratiques*, tome 17) est bien loin d'approuver les conclusions de M. Feltz, son élève, aujourd'hui professeur à la Faculté de Nancy. Selon lui, la durée normale de la grossesse est de 270 à 280 jours, 39 à 40 semaines, neuf mois solaires ou dix mois lunaires.... Les exemples qu'on a voulu prendre chez les animaux, ajoute-t-il plus loin, ne peuvent nullement s'appliquer à l'espèce humaine.... Le terme de 300 jours, fixé par la loi française, dépasse l'extrême limite.... Stoltz nie d'une façon absolue les grossesses prolongées ne dépendant pas d'obstacle mécanique à l'accouchement.

Voilà donc l'état de la question. Ce court exposé historique, abrégé encore, le montre suffisamment. En lisant les divers résultats obtenus par la plupart de ceux qui se sont occupés de cette question, on ne peut que conclure qu'il est impossible de déterminer l'époque précise de l'accouchement. La grossesse, en effet, dit Stoltz, est une fonction dont l'exercice est en quelque sorte mystérieux et pour cette raison difficile à constater. C'est, ajoute le célèbre accoucheur, un des problèmes de diagnostic les plus difficiles à résoudre pour le praticien. Aussi, cite-t-il avec raison cette appréciation de Van Swieten : « *Nunquàm feré magis periclitatur fama medici quàm ubi agitatur de graviditate determinanda....* »

Mais pourquoi toutes ces divergences ? Pourquoi ces résultats sont-ils à ce point si dissemblables ? Pourquoi tous les auteurs que nous avons cités sont-ils en dé-

saccord pour déterminer le terme normal de la grossesse ?
Evidemment parce qu'il n'existe pas de point de départ
précis, et parce qu'il n'est pas possible de savoir le début
exact de la gestation. Fixer la durée précise de la grossesse, disious-nous tout à l'heure, c'est résoudre *ipso
facto* la question des naissances tardives. Or, cette durée
ne peut être précisée, puisque toutes les observations
nous laissent ignorer la date de la conception. Tant que
cette date ne sera pas connue, on ne saura jamais rien
d'absolu. C'est ce qui explique la diversité des opinions
émises, les contestations, les débats, les controverses, les
discussions passionnées qui ont eu lieu depuis longtemps
sur un pareil sujet. Et cependant, nous retenons bien ceci
de l'aperçu historique que nous avons donné, c'est que la
question qui nous occupe, de nos jours ne trouve guère
des défenseurs, et qu'au contraire, les accoucheurs les
plus en renom, les plus éminents, les professeurs les
plus distingués et les médecins légistes les plus éclairés
sont bien loin d'admettre ces grossesses ou même les re-
jettent complètement, et certes, les noms de Depaul,
Stoltz, Nœgele, Casper, etc., font autorité en cette matière.

En ce qui nous concerne, nous avons observé sur
24 cas, que l'accouchement eut lieu quand la grossesse
fut arrivée à la 39°-40° semaine, c'est-à-dire du 267° au
280° jour, et le plus souvent (pour 16 cas) dans la 39° semaine, c'est-à-dire du 267° au 273° jour. Nous avons toujours pris pour base de notre calcul approximatif, l'époque
de la dernière menstruation, et nous avons compté depuis le
dernier jour, c'est-à-dire, du jour de la cessation des
règles, jusqu'à celui de l'accouchement, en ajoutant
quinze jours. Dans le cas où l'accouchement eut lieu au
delà du 280° jour, comme nous le dirons plus tard, nous
avons toujours constaté des causes suffisantes pour nous
expliquer une prolongation de gestation.

Le docteur Schmit, dans un travail fort bien fait publié en 1876 (*Thèses de Paris*) et dont nous n'avons pu prendre connaissance qu'au dernier moment, se trouve, sur bien des points, en communion d'idées avec nous. Nous citons de lui, à la fin de ce travail, une longue et intéressante observation prise à l'hôpital des Cliniques, dans le service de M. le professeur Depaul.

V

Pour qu'une grossesse puisse être dite prolongée, il faut qu'elle ait, à notre avis, des caractères bien spécifiés et qu'elle remplisse des conditions indispensables. La grossesse dite prolongée étant celle qui s'étend au-delà du terme considéré comme normal, pour qu'il soit permis de déclarer avec certitude qu'elle existe, cette grossesse doit remplir les conditions suivantes :

A. — Il est nécessaire que la date précise de la conception soit connue ;

B. — Que, en admettant cette date connue, la durée de la gestation dépasse le terme qn'on considère ordinairement comme normal ;

C. — Qu'il n'y ait pas de causes de dystocie statique, ni dynamique du côté de la mère ;

D. — Qu'il n'y ait du côté du fœtus, aucune cause de dystocie résultant d'nn excès de volume, de position et de présentation vicieuse ;

E. — Et, ce qui est de toute évidence, que le fœtus, puisqu'il a séjourné plus longtemps dans la cavité utérine, présente proportionnellement un poids, des dimensions, un développement qui excèdent le poids, les dimensions, le développement du fœtus ordinaire parvenu au terme regardé comme normal.

Si ces conditions, que nous exigeons pour justifier une grossesse prolongée, ne sont pas réunies entièrement, elles peuvent donner lieu à des interprétations erronées sur la durée de la grossesse et causer des erreurs considérables dans l'évaluation de cette durée. Examinons-les une à une.

§ A.

Dans la plupart des cas, s'il est facile de constater l'existence de la grossesse, il est autrement difficile de préciser *exactement* à quelle époque elle est parvenue. Pour arriver à cette détermination, il y a différentes manières, sans qu'aucune cependant donne des résultats parfaitement exacts et précis.

a On peut prendre pour point de départ le jour de la conception ; *b* l'époque de la premiere menstruation supprimée ou la dernière des règles ; *c* l'époque ou les mouvements du fœtus ont été ressentis pour la première fois par la femme ; *d* le degré de développement de la matrice et l'état de son col ; *e* le volume et la force des mouvements du fœtus.

a Le jour de la conception ne peut être connu. Quelle est la femme, en effet, qui peut indiquer le jour où elle a conçu ? Nous savous qu'il s'écoule entré deux époques cataméniales, c'est-à-dire, entre les dernières règles et l'époque où la femme ne les voit plus venir, un laps de temps de 1 à 30 jours. En admettant même que l'intervalle de la période mensuelle varie de deux ou trois jours pour certaines femmes, ce ne serait là jamais qu'une variation qui n'aurait pas grande importance. Durant toute cette période intermenstruelle, la femme peut être fécondée si elle se livre aux plaisirs de l'amour. Eh bien ! n'est-ce pas là une grande source d'erreurs ? La femme, en effet, peut devenir enceinte du 1ᵉʳ au 30ᵉ jour, c'est-à-dire d'un des jours de l'époque intermenstruelle et sans qu'elle puisse préciser le jour, puisque même il y a des hommes qui font des promenades à Cythère au moment où elles devraient être absolument interdites. Maintenant lequel de ces rapprochements amoureux l'a fécondée ? Elle ne saurait le dire. Nous savons certainemeut qu'il est des femmes qui se sont trouvées dans des circonstances telles qu'elles n'ont pu se tromper. Rien ne serait plus facile alors de dire à quelle époque elles sont arrivées. Cependant, ce n'est que très exceptionnellement qu'on peut se fier à de pareilles déclarations et sérieusement il vaut mieux, dit Stoltz, se rattacher à d'autres points de départ. Il est des femmes, dit-on, qui ont éprouvé des sensations particulières au moment du spasme du plaisir ou immédiatement après, sensations qui ne leur laissaient aucun doute sur leur état. Madame Boivin, dont l'exemple a été souvent cité, prétendait distinguer par certaines sensations plus voluptueuses, par des désirs plus ardents, par un sentiment de lassitude plus prononcé, le coït fécondant de celui qui ne l'était pas. Mais, en vérité, combien de femmes ont en pareille matière, l'expérience de la célèbre sage-femme de Paris ? Quel crédit peut-on accorder après tout, à des assertions féminines ? Et puis l'imagination des femmes ne joue-t-elle pas ici un rôle assez important pour autoriser à ne pas ajouter foi aux exagérations qu'elle cause ? N'y a-t-il pas des femmes qui, lorsqu'il s'agit de rapports amoureux, peuvent, les unes par intérêt, les autres par pudeur, etc., tenir un langage exagéré, et certes, n'est-ce pas alors le cas pour le médecin, de savoir être sceptique ? Mais, me dira-t-on, l'apparition des *phénomènes sympathiques* pourtant est probante. Non pas. N'est-il pas arrivé, souvent même, à des médecins recommandables, et n'arrive-t-il pas encore parfois que des erreurs sont commises à ce sujet ? Une femme névropathique, hystérique, etc., une femme qui a

un désir immodéré d'avoir des enfants, une affolée de
grossesse de 35 à 40 ans, comme dit le professeur Pajot,
cesse de voir ses règles. Un certain concours de symptômes survient et même la plupart des signes de pré-
somption peuvent coïncider avec cet état. Un médecin est
consulté, il pourra diagnostiquer une grossesse que, souvent, un simple changement d'air, un purgatif, certains
médicaments feront disparaître quelquefois comme par
enchantement. Que de chlorotiques, que d'anémiques,
que de cachectiques, se sont trouvées dans ce cas ! Le professeur Pajot, dans une étude *sur les causes d'erreur dans
le diagnostic de la grossesse,* publiée par les *Annales de
Gynécologie,* 1874, ne craint pas de dire : « Je ferais un
volume respectable, s'il me fallait raconter en détail l'his-
toire de tous les diagnostics erronés dont j'ai été le té-
moin dans une pratique seulement de trente années, et je
ne parle pas des sages-femmes, mais de praticiens exer-
çant depuis plus ou moins longtemps, et quelquefois
depuis longtemps..... » Et notons bien que l'émi-
nent professeur de la Faculté de Paris n'applique ces
lignes qu'au diagnostic de la grossesse et non du début de
la grossesse. « Il convient, dit-il plus loin, de se défier
particulièrement des femmes parvenues à 30, 35, 40 ans
n'ayant jamais pu avoir d'enfant. Ces affolées de grossesses prennent aisément leurs désirs pour des réalités.
Elles trompent souvent le médecin, et le font souvent
aussi tomber dans le piège de leurs illusious.... Et quel
vieil accoucheur devenu sceptique ne se souvient pas
d'avoir manqué d'y être pris pendant sa jeunesse ? »

Et puis, pendant qu'elles croient à leur grossesse ima-
ginaire, ne peuvent-elles pas devenir enceintes ? Et voilà
une grossesse qui, pour certains, pourrait être prolongée
de plusieurs semaines. Sans entrer dans d'autres détails,
disons que les phénomènes sympathiques qu'on rencontre

ordinairement au début de la gestation, ne prouvent rien d'une manière absolue et qu'ils n'ont qu'une valeur très relative.

b L'époque de la première menstruation supprimée est un point de départ qui peut nous accorder un peu plus de certitude relative. Nous savons, en effet, que la femme conçoit plus facilement dans les 5 à 8 jours qui suivent la cessation des règles. Aussi, dans certains cas, est-il convenable de conseiller les rapports sexuels du cinquième au huitième jour, et cela une fois par jour au coucher, car c'est pendant ces 5 à 8 jours que l'ovule se trouve dans les meilleures conditions pour être fécondé. En tenant compte par conséquent, de 5 à 8 jours, on peut encore, sans trop s'exposer à de graves méprises, déterminer l'époque de la grossesse. En tout cas, c'est toujours une erreur de 22 à 25 jours, si l'on compte du jour où la femme aurait dû voir. D'un autre côté, nous savons que la conception peut avoir lieu plus souvent aussi, un ou plusieurs jours avant que les époques soient supprimées. C'est encore ici une erreur de deux ou trois semaines et même plus. Grave erreur dans les cas exceptionnels ! Grave erreur dans les cas où il peut y avoir certaines causes de dystocie ! Nous n'ignorons pas, ensuite, qu'une femme peut être enceinte et avoir ses règles une ou plusieurs fois, bien que ce soit exceptionnel, ce qui explique l'obscur problème des superfétations. Dans ce cas, quelles causes d'erreur au sujet de la prolongation de la grossesse ! Ce dernier cas, admis par un grand nombre d'accoucheurs, semble contraire à la théorie physiologique. Il est en effet admis, depuis les recherches de Coste, que, dès que l'ovule a été imprégné par les spermatozoïdes, tout écoulement menstruel doit cesser. La durée de la grossesse serait facilement connue, s'il nous était possible, comme nous l'avons dit, de connaître le moment où il y a union intime des spermatozoïdes à l'ovule ; nous disons le moment, car *il s'écoule toujours un certain intervalle entre le dépôt du sperme et la conception.* Si on ne tient pas compte de cet intervalle, le calcul approximatif de la durée de la grossesse reste encore bien davantage entaché d'erreur. Combien s'écoule-t-il de jours entre le coït fécondant et la conception ? On ne peut le savoir, car cela tient à la maturité de l'ovule, aux excitations sexuelles, au caractère des liquides traversés par les spermatozoïdes, etc. Puisque dans l'espèce humaine, les rapports sexuels peuvent avoir lieu en tous temps, l'orgasme de l'appareil génital, sollicité par des excitations plus ou moins répétées, explique suffisamment, à notre avis, que les règles puissent encore se montrer chez une femme enceinte. Puisque nous sommes sur ce sujet, disons *en passant,* à propos de la menstruation, que la théorie de Coste n'est pas absolue. Quand une vésicule de Graaf arrive à maturité, l'ovaire, en effet, n'est pas seul à prendre part à ce travail ; les trompes, l'utérus, le vagin, etc., en subissent le contre-coup et ont alors une vie plus active, plus ardente ; il se fait d'abord un écoulement sanguinolent, puis sanguin. Le moment où la rupture de la vésicule de Graaf va s'opérer ou s'est déjà opérée, nous est donc indiqué par l'apparition des règles. Aussi, la femme se trouve-t-elle dans des conditions favorables pour devenir enceinte, puisqu'il faut que le sperme rencontre un ovule pour que la fécondation ait lieu. C'est peut-être ce qui explique la fécondité des femmes juives. Ce moment est donc l'analogue du rut chez les animaux. Cependant il y a des faits qui démontrent que l'expulsion de l'ovule peut se faire sans menstruation. Nous avons eu tout dernièrement l'occasion d'accoucher une jeune femme de 18 ans, qui n'avait jamais été réglée et qui n'avait jamais eu de perte de sang supplémentaire. Slawjanski (de Saint-Pétersbourg), dans un travail fait il y a quelques années, dans le laboratoire de M. Ranvier, au Collége de France, combat l'opinion de Coste et accepte que l'évolution des follicules de Graaf et l'expulsion de l'ovule peuvent se faire indépendamment de la menstruation. Il démontre, en outre, que la menstruation ne fait que favoriser la maturation des follicules, puisqu'on voit d'ailleurs des ovaires d'enfant contenir des follicules mûrs. Pflüger, Beigel (de Vienne), Spencer Wels, etc., admettent également que la menstruation n'est pas sous la dépendance des ovaires. N'a-t-on pas du reste observé, depuis les ovariotomies de Kœberlé, de Péan, de Tillaux, etc., des femmes qui, opérées d'une ovariotomie double, ont présenté pendant leur vie des phénomènes de menstruation régulière ? Nous lisions tout dernièremeut dans les *Mémoires de la Société de Biologie* (1874), l'observation d'une phthisique n'ayant pas eu ses règles depuis cinq mois (séjour d'hôpital), et chez laquelle le docteur de Sinéty constata, à l'autopsie, la présence d'une cicatrice récente résultant de la rupture d'un follicule de Graaf. Un confrère nous demandait, il y a quelques jours, comment nous expliquions la fécondation pendant l'époque intermenstruelle. Evidemment parce que l'excitation sexuelle hâte la maturité de l'ovule et parce qu'il y a alors évolution d'une vésicule par rapport à l'évolution naturelle, spontanée, qui est accompagnée de menstruation. Il en est ainsi chez les personnes qui n'ont jamais vu leurs règles. Si donc, la menstruation et l'ovulation ont de grands rapports entre elles, elles peuvent s'exercer séparément ; quoi qu'il en soit, il y a habituellement coïncidence entre l'apparition des règles et la maturité des vésicules de Graaf. Mais, laissons là cette digression intéressante pourtant pour le travail qui nous occupe.

c Comment, me dira-t-on, si vous n'acceptez pas qu'on

puisse fixer le jour de la conception, si vous n'admettez
pas que l'époque de la première menstruation supprimée
et les phénomènes généraux qui se manifestent dans toute
l'économie au début de la grossesse, puissent vous donner
une certitude dans le cas d'une grossesse dite prolongée,
vous ne pouvez pas, en tout cas, révoquer en doute *l'époque où le fœtus exècute les moments dits actifs*, où la
mère les perçoit pour avoir des renseignements assez
certains sur le terme de sa grossesse? Nous demanderons :
A quelle époque les mouvements actifs existent-ils ? A mi-
terme, vers quatre mois et demi. Mais la femme ne peut-
elle confondre les mouvements du fœtus avec ceux que
produisent, par exemple, les gaz intestinaux ? Ne voyons-
nous pas, même des primipares, les sentir vers trois mois
et demi, et n'en voyons-nous pas d'autres qui ne sentent
remuer que bien au-delà de quatre mois et même près
de cinq mois ? Si le volume du fœtus est un peu développé,
on constate souvent des écarts assez grands en pareil cas,
et même des temps d'arrêt ou de suppression. Nous arri-
vons donc ici à un écart qui peut varier de 1 à 30 jours et
plus Ce point de repère est donc peu sûr, alors même que
l'accoucheur emploierait tous les moyens pour percevoir
ce signe. Quant à croire les femmes qui prétendent avoir
senti à une époque très précise, il ne faut pas en parler.
Nous savons ce que sont les assertions des filles d'Eve.
Voici du reste ce que dit Nœgele à ce sujet : « Il faut, en
général, bien se garder de prendre comme un signe certain de grossesse, l'assertion d'une femme qui déclare sentir des mouvements ; car l'expérience démontre que des
femmes qui désirent être mères, surtout quand elles ne
l'ont jamais été ou bien qu'il s'est écoulé un temps assez
long depuis leur dernière grosssesse, se laissent induire en
erreur par des flatuosités intestinales, des spasmes, des
contractions spasmodiques des muscles de l'abdomen, des

battements de l'aorte, des tumeurs abdominales, des hydropisies enkystées, etc... N'est-il pas arrivé même plus d'une fois à des médecins expérimentés de croire sentir les mouvements du fœtus chez des femmes qui n'étaient pas enceintes ? (*Traité de l'art des accouchements,* trad. Aubenas). Les mouvements perçus par les femmes comme produits par le fœtus, dit ailleurs le professeur Pajot (*Annales de Gynécologie,* 1874), doivent être acceptés par le médecin sous bénéfice d'inventaire... Qu'on se souvienne que toutes les femmes n'étant point enceintes et croyant l'être sentent toujours remuer... et il ne faut pas oublier qu'il y a des sujets dont les parois abdominales ont la propriété de se contracter partiellement sous la main et de simuler un mouvement capable de tromper, lorsque l'examen n'est pas fait avec toute la rigueur et l'attention nécessaires. »

d Le développement de la matrice et les modifications du col ne peuvent donner aucune certitude. L'atlas de Schultz nous offre, pour le développement graduel de la matrice, une figure schématique excellente que nous regrettons de ne pouvoir reproduire ici. Dans les trois premiers mois de la conception, la matrice paraît s'enfoncer davantage dans le petit bassin à cause de l'angle sacro-vertébral ; elle atteint ensuite le détroit supérieur qu'elle dépasse de trois à quatre travers de doigt, à la fin du quatrième mois ; elle s'élève ainsi peu à peu de telle façon que son fond atteint la région épigastrique dans le mois qui précède l'accouchement et se dirige toujours de gauche à droite et en avant. Souvent, chez les femmes qui ont eu beaucoup d'enfants, ce mouvement ascensionnel et progressif ne s'opère que jusque vers le cinquième mois et demi, le sixième mois au plus, et le fond de l'utérus incliné en avant, reste au niveau de l'ombilic jusqu'à la fin de la grossesse. Il est hors de contestation, par conséquent, que le développement de l'utérus n'offre aucune garantie, surtout parce qu'on ne peut prendre pour point de repère que l'ombilic. Hecker ayant examiné la position de l'ombilic chez un grand nombre de femmes enceintes, a trouvé des différences telles qu'il est impossible de se fier à ce mode d'appréciation. Quant aux modifications fournies par le col, elles sont plus trompeuses encore, et ne peuvent donner quelque indice que vers la fin de la grossesse. Les changements subis par cette portion de l'utérus, dit le professeur Pajot, sont généralement considérés comme des signes plus propres à confirmer le diagnostic de la grossesse qu'à l'établir.

e Le degré du développement du fœtus n'est pas facile à apprécier. On ne peut guère qu'atteindre la tête quand elle se présente. On peut juger alors de son degré d'ossification et de son volume, mais seulement dans les deux ou trois derniers mois. Par le ballottement, on peut avoir quelque idée du volume du fœtus, mais rien de précis ; et encore faut-il que la quantité d'eau contenue dans l'amnios favorise sa mobilité. *Quant à la force des mouvements du fœtus*, ces mouvements étant sujets à des variations extrêmement nombreuses, il y a là encore moins un point de départ que pour les autres signes ; on peut en dire autant *des bruits et des battements cardiaques du fœtus*.

§ *B.-C.*

Pour qu'une grossesse soit reconnue comme prolongée, avons-nous dit, nous exigeons qu'il n'y ait pas de *causes de dystocie statique ni dynamique* du côté de la mère. En effet, toutes les causes de mogostocie ont une influence très marquée sur les accouchements, et cela d'autant plus qu'elles sont plus ou moins prononcées. Selon qu'elles sont plus ou moins prononcées, l'accouche-

ment se rapproche plus ou moins de l'accouchement
eutocique et nécessite plus ou moins l'intervention, non
pas toujours pour venir en aide à la nature, mais souvent
pour soulager la femme, prévenir ou écarter les dangers
qui peuvent la menacer ainsi que l'enfant qu'elle **va**
mettre au monde. Eh bien ! si ces causes sont mal étudiées
dans la question qui nous occupe, les interprétations
peuvent être erronées et forcément les conclusions que
l'on se croit en droit d'en tirer, peuvent être contraires à
la vérité. Toutes ces causes, tout d'abord surtout celles qui
ont trait à la dystocie osseuse, ont *une trop grande influence sur la terminaison et même sur la durée de la grossesse,* pour qu'il ne soit pas de nécessité absolue d'en tenir
compte. Lorsqu'il existe, en effet, des modifications anor-
males dans le bassin, ces modifications troublent l'œuvre
de la nature, rendent au moment de l'accouchement, la
pénétration et le passage de la tête fœtale, difficiles, quelquefois impossibles ou bien contrarient toujours le méca-
nisme de l'expulsion. Nous ne parlons pas des modifications des bassins viciés par excès d'amplitude, car elles
favorisent au contraire, l'accouchement.

Lorsqu'il est question des vices du bassin, on fait d'ordinaire abstraction du grand bassin, parce qu'il n'a
aucune influence sur l'accouchement. C'est toujours du
petit bassin qu'il est question. De tous les vices de conformation, ceux qui portent sur les dimensions sont les plus
communs. L'immense majorité des bassins rétrécis
appartient à des sujets atteints de rachitisme pendant
leur enfance, et les anciens lui attribuaient même tous
les rétrécissements sans exception. L'ostéomalacie, maladie qui débute à l'âge adulte, produit des déformations
beaucoup plus considérables. La luxation congénitale dn
fémur, une déviation de la colonne vertébrale, une frac-
ture mal consolidée du bassin, uue lésion quelconque des

membres inférieurs produisant une inégalité de leur longueur, etc., peuvent, dans l'enfance, détruire l'équilibre
général, de manière que le poids du corps se trouve iné-
galement transmis aux deux moitiés du bassin, et que,
par suite, il se produise une déformation et un rétrécissement de ce cercle osseux. Ces faits sont rares, mais il
faut en tenir compte. Une sacro-coxalgie produit une
ankylosé ; il survient un développement incomplet du
côté malade qui peut s'accompagner d'une réduction
dans les dimensions de la cavité du pelvis. Et si tous ces
cas se rapportent aux bassins altérés dans leurs formes,
ne voyons-nous pas *le nanisme* plus ou moins prononcé,
empêcher l'accouchement, bien que le bassin soit régulièrement conformé, mais beaucoup plus petit ? Si donc,
les Angusties pelviennes constituent, sans contredit, l'in-
dication la plus importante de l'accouchement prématuré
artificiel, il en ressort clairement que les angusties sont
une des causes qui peuvent prolonger la gestation, quelque soit le degré du rétrécissement, mais toujours
prolongation plus accentuée si le rétrécissement lui-
même est plus accentué. Et cela, à plus forte raison, si le
bassin est, de plus, encore vicié par des tumeurs obstruc-
tives diverses développées sur la surface interne (exos-
toses, ostéo-sarcome, cals difformes, etc.) et par dés tumeurs développées dans les parties molles (polypes,
fibromes, cancers, kystes, etc). Ne voyons-nous pas
aussi des vices d'inclinaison du bassin retarder l'accouchement, surtout s'il s'y ajoute une présentation vicieuse,
bien que ces vices ne constituent pas par eux-mêmes un
obstacle absolu ? Le col de l'utérus, lui-même, peut être
le siége d'une infinité de difficultés au moment où il doit
livrer passage au produit de la conception. Il peut être
plus ou moins oblitéré ; il peut être atteint de dégénérescences organiques (cancer, fibrome, polype, etc.,) qui

entravent toujours la gestation et le travail. L'allongement hypertrophique du col, comme nous avons eu occasion de le constater deux fois, peut devenir un obstacle sérieux à la dilatation de l'orifice et au passage de la tête fœtale. Les déplacements de l'utérus, selon son axe, peuvent aussi être cause de dystocie plus ou moins prononcée. Sans entrer dans plus de détails, tout ce que nous venons de dire nous paraît bien suffisant pour démontrer que si, lors de l'accouchement, un bassin vicié peut annihiler les efforts de la nature, il peut prolonger la gestation, alors surtout qu'un commencement de travail a eu lieu quelques semaines avant le moment décisif, définitif de l'accouchement. De nos jours, les accoucheurs les plus éminents, comme Depaul, Stoltz, Nœgele, etc., après avoir étudié longuement et longtemps les causes de dystocie, ont reconnu et démontré les retards dans l'accouchement dus aux conformations vicieuses. C'est ce que nons avons eu occasion d'observer bien souvent nous-même, et c'est ce qui nous dictera des conclusions très catégoriques. Tous les bassins viciés ne sont pas cependant des obstacles absolus, tout en restant des causes plus ou moins marquées de prolongation. Selon le degré de viciation, l'accouchement peut s'opérer par les seuls efforts de la nature, et le pronostic est basé par conséquent sur le degré du rétrécissement, pour la mère et pour l'enfant. Si nous prenons la présentation de sommet qui est la meilleure, et les catégories de rétrécissements données par les auteurs, c'est-à-dire, 11-9 1/2, 9 1/2-6 1/2, au-dessous de 6 1/2, le pronostic devient de plus en moins favorable. Dans le premier cas, l'accouchement peut se faire seul, car le diamètre bipariétal est très réductible ; dans le second, il peut se faire très rarement seul, et vers 8, 8 1/2, il ne faut pas y compter. C'est dans ce cas qu'est le triomphe de l'art des accouchements.

Dans ces sortes de rétrécissements, nous pouvons faire
naître et grandir des enfants à sept mois, sept mois et
demi, huit mois, huit mois et demi, et ce qui est l'ex-
cellence de l'art de l'accoucheur, sauver à la fois et la
mère et l'enfant, en provoquant l'accouchement. Si Ca-
purou disait, en parlant de la provocatiou de l'accouchement : « Votre opération est un attentat aux lois divines
et humaines.... », nous lui répondrons avec le professeur
Pajot, lors de la consultation que lui demanda le docteur
Finizio, de Naples, et qui amena un échange de lettres
entre lui et le professeur Stoltz : « J'ignore s'il est assez
heureux pour avoir des enfants. S'il avait une fille avec
un bassin de moins de 5 centimètres (il est de ces pauvres
disgraciées douées de toutes les qualités du cœur et de
l'esprit), attendrait-il le terme de la grossesse pour lui
ouvrir le ventre, ou la ferait-il avorter ? » En effet, dans
la troisième catégorie de rétrécissements, il y a impossibilité sans opération grave pour la mère ou pour l'enfant
à terme, bien entendu. *En fait*, lorsque la grossesse est à
terme, l'accouchement ne peut se faire, la tête ne peut
s'engager, et les contractions de la matrice ne peuvent
suffire à vaincre tous les obstacles qui lui opposent une
résistance; qu'arrive-t-il ? C'est que le travail se prolonge
plus ou moins longtemps, s'arrête même quelque temps
pour reprendre plus tard ; l'action de l'utérus s'épuise peu
à peu et finit par être paralysée. Cet état de la matrice
peut persister pendant un certain temps, jusqu'au moment
où la nature vient de nouveau affirmer ses droits. Un
travail nouveau se déclare et se poursuit ; et si la mère
supporte toutes ces difficultés sans trop de préjudice,
l'enfant le plus souvent y succombe. La mère, d'autres
fois, est moins heureuse ; sans être accouchée, elle meurt;
ou bien un peu plus tôt, un peu plus tard, elle succombe à
différentes causes ou à des inflammations survenues dans

les organes contenus dans le bassin. Tout cela se produira encore, d'autant plus qu'il existe des causes d'obstruction se joignant aux causes de dystocie osseuse. Ces causes de dystocie par obstruction peuvent à elles seules produire les mêmes conséquences ; en tout cas, ce que nous retenons, c'est qu'elles peuvent retarder et même rendre impossible l'accouchement. Il ne manque pas d'exemples qui prouvent que les fibromes de l'utérus, les dégénérescences cancéreuses, les polypes, etc., sont causes de prolongation de grossesse, que ces lésions siègent dans le corps de la matrice ou qu'elles soient localisées sur le col utérin.

Disons maintenant quelques mots des causes dynamiques. Ne sait-on pas que certains états pathologiques résultant d'une débilité générale, d'une distension excessive de l'utérus, d'efforts d'expulsion prématurée, de métrorrhagies, de causes traumatiques, etc., peuvent diminuer et même suspendre pendant un certain temps, l'action expulsive de la matrice et la rendre en quelque sorte inerte ? Et si ces états existent chez une multipare, à plus forte raison il y aura chez elle, la matrice ayant perdu de son ressort, une durée plus grande de la période de gestation, puisque déjà, par elle-même, la multiparité prédispose à l'accouchement retardé. Ce résultat, du reste, concorde parfaitement avec ce qui est accepté en obstétrique vétérinaire, à savoir que la période de la gestation est plus longue chez les animaux qui ont eu des gestations antérieures plus nombreuses. Ensuite, ne voyons-nous pas des femmes très jeunes ou des primipares âgées avoir des rigidités anatomiques du col qui empêchent tout progrès de dilatation du col, malgré d'énergiques contractions, et cela d'autant plus qu'il s'est écoulé plus de liquide amniotique ? Est-ce que les déviations utérines connues sous le nom d'obliquités, ne constituent pas aussi parfois un cas sérieux de dystocie, parce qu'alors les contractions utérines agissent dans une direction vicieuse, et que l'engagement ne peut s'opérer qu'après de longs tâtonnements ? Quel est le médecin accoucheur qui n'a pas eu occasion d'observer dans sa pratique, vers la fin de la grossesse, du septième au huitième mois, sans qu'on puisse bien toujours en préciser les causes, des douleurs de reins, des coliques particulières, parfois des contractions ressemblant à s'y méprendre aux contractions que la matrice subit lorsque l'accouchement doit véritablement avoir lieu ? Ces fausses douleurs qui simulent les vraies douleurs de l'enfantement, existent le plus souvent avec une dilatation plus ou moins prononcée du col utérin. Quel est le médecin qui, s'il n'est pas au courant de cette particularité, n'est pas disposé à admettre que, dans ce cas, l'accouchement est sur le point de s'opérer ?

Et cependant, il ne se fera pas. Les douleurs cesseront bientôt, le col utérin entr'ouvert se refermera, tout rentrera dans l'ordre, et l'accouchement n'aura lieu que six, sept, huit semaines plus tard. La grossesse prolongée est encore cette fois fortement en jeu, et elle seule pour le médecin, peut rendre compte des faits qu'il a observés. Et cependant, il n'a eu affaire qu'à un *faux travail*, et, prévenu de cette anomalie, il ne s'en préoccupera guère à l'avenir. C'est dans ces cas qu'il est nécessaire de pratiquer un examen *sérieux et complet* et de réfléchir avec attention aux causes différentes qui peuvent retarder l'accouchement, avant de se prononcer, avant de s'exposer à commettre dans l'interprétation des faits, de grossières erreurs, avant de vouloir tout expliquer en prononçant le nom de grossesse prolongée. Quelquefois aussi, vers la même époque, la femme éprouvera ces douleurs vagues, ces fausses douleurs bien étudiées par Velpeau, qui peuvent laisser croire au médecin non prévenu, à un commencement de travail, surtout s'il ne se préoccupe pas de la constitution de la femme, de la conformation du bassin, etc. Un de nos confrères, il y a quelque temps, se trouvant en présence d'un cas de faux travail, et ayant constaté une dilatation légère du col, n'hésita pas à déclarer la femme en travail et fixa même approximativement l'heure de sa délivrance. Deux jours après, tout étant rentré dans l'ordre à son grand étonnement, il nous fit appeler. Après avoir procédé à un examen minutieux, pratiqué la pelvimétrie interne et la pelvimétrie externe au moyen du pelvimètre de Vanhuevel, nous lui fîmes bien constater qu'il n'y avait là rien d'extraordinaire, qu'il existait un rétrécissement du bassin de deux centimètres environ, mais que ce rétrécissement ne pouvait tout expliquer; l'accouchement n'eut lieu que quarante jours après et à terme. Dans un autre cas plus récent, nous pûmes constater l'existence d'une tumeur fibreuse assez développée et ayant provoqué ce faux travail vers sept mois et demi. Dans les cas de fibromes ou de cancers, il y a toujours un certain concours de symptômes qui ne peuvent guère laisser des doutes sur leur existence et sur les conséquences fâcheuses qu'ils peuvent entraîner pour l'accouchement. Si les causes de dystocie osseuse sont souvent négligées et causent des erreurs, lorsqu'il s'agit de viciations par obstruction, ces erreurs devraient avoir lieu plus rarement. Seul, le petit volume de ces néoplasmes et leur constatation difficile tout à fait au début, pourraient exposer à les méconnaître. Mais, dès qu'on aura constaté leur existence, il est de toute nécessité de se tenir en garde et de ne pas admettre, lorsque certains phénomènes se présentent, une prolongation de grossesse qui, si elle existe, ne vient que de la lésion organique, comme dans le cas de viciation osseuse, du rétrécissement. Que de fois n'est-il pas arrivé que de pareilles tumeurs hétéromorphes ont retardé l'accouchement de plusieurs semaines, *alors que la nature, notons-le bien, avait, à l'époque voulue, provoqué un commencement de travail,* travail qui, par le fait des résistances opposées par les tumeurs et par la fatigue qui en résultait pour l'utérus parésié en quelque sorte à la fin, finissait par s'arrêter ! Que de points obscurs le médecin pourra éclaircir s'il veut s'en donner la peine ! que d'anomalies il reconnaîtra, que de fausses interprétations et de méprises il évitera, que de cas il fera rentrer dans la catégorie des accouchements retardés par dystocie, et qu'il aurait été souvent disposé à décorer du nom mystérieux de grossesse prolongée !

§ *D.*

Nous venons rapidement d'examiner les causes provenant de la mère ; il s'agit pour nous, maintenant, de passer en revue les principales causes de dystocie fœtale qui nécessitent *la recherche de leur non existence* pour faire accepter une grossesse prolongée. Ces causes, disons-le tout d'abord, peuvent retarder l'accouchement, prolonger la gestation, et, bien étudiées et raisonnées, elles font rejeter la grossesse dite prolongée non symptomatique. Ce que nous avons à dire à ce sujet, a trait surtout aux positions et présentations vicieuses et à l'excès de volume du fœtus sans altérations morbides. Il est parfaitement reconnu que, pour que le fœtus puisse être expulsé par les seules forces de la nature, il doit présenter à l'ouverture supérieure du bassin et à l'orifice de l'utérus, l'une ou l'autre de l'extrémité de son diamètre longitudinal. La comparaison que fait Hippocrate, du fœtus dans la matrice avec une olive dans une bouteille, est aussi juste que saisissante. Les présentations vicieuses les plus mauvaises sont celles du tronc, et elles devien-

nent d'autant plus mauvaises que les eaux de l'amnios
se sont écoulées en plus ou moins grande quantité. Aussi
la contraction de la matrice fixe-t-elle de plus en plus
l'épaule dans le détroit supérieur. Des présentations
pareilles, si elles ne sont reconnues tout-à-fait dès le
début, et l'écoulement du liquide amniotique se faisant
en quelque sorte par saccades, peuvent retarder l'accouchement d'un certain nombre de jours, le prolonger
même davantage, et sans qu'il y ait pendant ce temps-là
un travail bien accentué. Le travail va, en effet, peu à peu
en diminuant, la matrice se rétracte, devient inerte et
finit par se coller presque entièrement sur le fœtus.
Quelquefois il y a procidence du bras, mais pas toujours.
Le travail peut reprendre un peu parfois, mais le plus
souvent, la force expulsive de réaction de l'utérus reste
absente. Disons en passant, que, dans le cas d'un bras
prolabé, aujourd'hui que nous pouvons nous assurer de
la vie ou de la mort du fœtus dans le sein de la mère,
c'est une faute grossière et peu pardonnable que de faire
la brachiotomie. Avec la version, on arrive le plus souvent, et dans les cas exceptionnels, chacun doit agir selon
sa conscience.

Après les présentations transversales, viennent celles
de la face. L'accouchement par la face, dit Stolz, est toujours relativement plus long, plus laborieux que l'accouchement par le crâne ; mais c'est surtout quand, par
un motif quelconque, le travail doit être terminé artificiellement, que l'embarras et les difficultés commencent.
Dans ce cas, le forceps offre beaucoup moins de chances
que la version, et la version elle-même est peu facile, car
le renversement de la tête rend le déplacement du fœtus
souvent presque impossible. Il y a bien des préceptes à ce
sujet ; ce qu'il convient le mieux de dire, *c'est qu'on fait
ce qu'on peut*. Si on a beaucoup disserté en pareil cas,

c'est parce que les difficultés sont très grandes. Nous sommes parvenu deux fois avec le rétroceps de Hamon, à terminer l'accouchement assez vite ; mais cet instrument est peu commode à manier et exige une longue habitude. Il y a des accoucheurs qui, ne tenant pas à la vie de l'enfant, ont appliqué dans certaines positions de la face, le céphalotribe ou perforé le crâne en quelque sorte enclavé. Il faut y regarder à deux fois auparavant, et savoir agir à propos. Si, dans ces cas, il existe des causes de dystocie diverses, toutes les difficultés s'accroissent d'autant.

Toutes ces présentations constituent des causes d'un retard plus ou moins grand dans l'accouchement ; elles peuvent prolonger la gestation même dans un bassin normal.

Disons maintenant quelques mots du *volume anormal du fœtus.* Dans tous les cas où le volume du fœtus était considérable, l'accouchement a toujours été retardé et n'a pu se faire sans le secours de l'art. La grosseur de la tête, cependant, n'est pas aussi importante que sa conformation, la résistance et la dureté des os du crâne ainsi que la manière dont ils sont joints, bien que de ces conditions dépendent les modifications que peut subir la tête pour s'adapter au cercle osseux du bassin qui doit lui livrer passage. Tout vice de conformation, toute maladie qui augmente le volume du fœtus ou de quelqu'une des parties importantes de son corps, ne devient pas, d'une façon absolue, cause de dystocie, *tout en restant cause du retard de la gestation.* Si nous considérons la tête d'un hydrocéphale moyen , il est évident que son volume ne lui permet pas de franchir, à moins d'éclatement ou de ponction donnant issue à la sérosité contenue dans le crâne, les voies naturelles. Et les difficultés d'engagement deviennent ici bien plus grandes, si la tête vient la dernière. Le spina bifida, l'exomphale, selon les organes contenus dans le sac herniaire, etc., peuvent être, au même titre que le cas précédent, causes d'un long retard dans l'accouchement. Mais laissons ici de côté tous les excès de volume par développement pathologique, les inclusions, les fœtus multiples, les cas tératologiques, etc. A plus forte raison pourraient-ils donner lieu à des prolongations ; quoi qu'il en soit, nous n'avons pas à nous en occuper.

Les observations d'enfants régulièrement conformés, mais exceptionnellement forts, ont été souvent entachées d'exagération, tantôt par suite d'un penchant pour le merveilleux, tantôt afin de justifier la conduite tenue dans certains accouchements. Crantz, Rambothan, Owens, Flamm, Levret, Osiander, etc., rapportent des observations de fœtus ayant pesé jusqu'à 12 kilogrammes. Pour nous, nous n'ajoutons guère foi à de pareilles observations, et nous disons qu'il faut les révoquer complètement en doute. Quels bassins avaient donc les femmes qui auraient mis au monde ces enfants ? quelle tête et quels os les fœtus ? quelles épaules ? Et, dit-on, ils seraient venus au monde naturellement ou artificiellement, mais dans toute leur intégrité !

Quoi qu'il en soit, ce que nous devons considérer ici, c'est le développement anormal du fœtus, sans aller à l'exagération, au fabuleux. Ce développement, pour le praticien mal informé, n'est-il pas une cause d'erreurs, lorsqu'il s'agit d'interpréter la durée d'une grossesse qui aurait dépassé le terme considéré comme normal ? Oui, certainement, il est une cause d'erreurs. Admettons comme exemple, le cas d'une femme parvenue, selon les probabilités, à la fin de sa grossesse. Elle éprouve quelques douleurs ; quelques contractions se montrent ; le travail semble se déclarer. Puis peu à peu, en quelques heures, en quelques jours, tous les signes disparaissent et la femme reprend sa vie habituelle. Quelques semaines après, la femme, cette fois, a un commencement de travail ; ce travail se poursuit sérieusement et cette femme met au monde un enfant beaucoup plus gros que les autres, qu'on aura toutes les peines du monde possibles à extraire ; quelles que soient les dimensions, quels que soient le volume, le poids de cet enfant presque toujours mort-né, bien des praticiens ne sauront l'expliquer qu'en disant qu'il y a grossesse prolongée. Ils expliqueront ainsi ce retard dans l'accouchement, cette prolongation de gestation, cet accouchement si laborieux, ces dimensions qui ne sont pas dans les règles, ce poids, ce volume, etc. *Les difficultés de la parturition seront mises sur le compte de ce développement exagéré du fœtus, — et le développement anormal lui-même sera attribué à la prolongation de la grossesse.* Grossesse prolongée ! Vraiment, cela dit tout et cela ne dit absolument rien. Expliquer ainsi les faits, n'est pas pour nous l'expression exacte de la vérité. Et il nous semble plus simple, plus rationnel, plus conforme à l'observation de tout attribuer au développement exagéré du fœtus qui serait la véritable cause ayant provoqué un commencement de travail, puis empêché l'accouchement de se faire sans le secours de l'art, et ayant amené une prolongation. Si le fœtus, au lieu d'avoir un volume démesuré, avait eu un volume normal ou à peu près normal, les choses ne se seraient pas passées ainsi certainement.

Dans deux cas de grossesse où le fœtus pesait près de quatre kilogrammes, nous avons eu occasion de bien constater ce faux travail vers le septième mois et demi. Quoi qu'il en soit, en général, toutes les fois que l'enfant est très développé, si la grossesse se prolonge, c'est ce développement qui est la cause de la prolongation de la

gestation et non la prolongation de la grossesse, la cause
du développement exagéré du fœtus.

§ *E* (B).

Enoncer la quatrième condition que nous exigeons de
la grossesse dite prolongée, c'est résoudre la question. Si
la date de la conception ne peut être fixée *(voir § A)*, il
faut, pour que la grossesse soit dite prolongée, que la
durée de la gestation dépasse le terme qu'on considère
comme normal. Cette proposition sert à constituer et à
définir la grossesse prolongée. Mais puisqu'on ne peut
fixer.l'époque exacte de la conception et par conséquent
le début de la gestation, comment est-il possible de dire
d'une manière certaine que la grossesse dépasse ou non
le terme regardé comme normal ? Tout ce que nous
avons dit à propos de la date de la conception, se retrouve
évidemment pour la durée de la grossesse. Les causes
d'erreurs seront toujours les 1-30 jours de l'époque intermenstruelle, les 1 à 30 jours et plus (45) qui séparent la
perception la plus précoce des mouvements du fœtus de
la perception la plus tardive. Si nous admettons un instant que ces deux erreurs s'ajoutent et pour peu qu'on
veuille mettre quelque complaisance dans les calculs,
on peut arriver à une grossesse qui, en réalité, a de 270-280
jours et qui, d'après ces calculs, peut atteindre 305, 310,
321 jours et même plus. Et si on y joint les actions dystociques, à quel chiffre fabuleux ne peut-on parvenir ? Et
puis, comme nous l'avons déjà dit, admettons qu'une
femme éprouve, en raison de certains états pathologiques,
tous les signes de début d'une grossesse, et que cette femme se croit enceinte. Si elle le devient effectivement une
à plusieurs semaines plus tard, ne pourra-t-elle faire
dater sa grossesse du début des accidents et non des

signes qu'elle éprouve du jour où elle a conçu ? Et le
médecin ignorant ou ne tenant pas compte des particularités qui ont précédé la grossesse, ne pourra-t-il pas
alors accepter une grossesse de 10, 11, 12 mois ? Et qu'on
ne crie pas à l'exagération. Bien des faits de méprises
pareilles existent dans les annales de la science, et nous
en aurions long à dire, si nous voulions les citer tous.

§ F.

Si le fœtus, dans une grossesse ordinaire, a sensiblement un poids, un volume, des dimensions toujours ou à
peu près toujours les mêmes, hors les cas rares d'exception,
il est incontestable que nous devons exiger pour une
grossesse prolongée, que le fœtus ait un poids, des dimensions, un volume *proportionnels* au temps qu'il est resté
de plus dans la matrice. Il ne serait pas, en effet, rationnel
d'admettre qu'un fœtus puisse rester vingt, trente jours et
plus dans la cavité utérine, sans que son volume, ses
dimensions, son poids, n'aient subi des modifications
proportionnelles au nombre de jours qu'il y est resté.
Mais, me répondra-t-on, c'est là une condition facile à
remplir ; car, chez les fœtus qui ont des exagérations de
volume, qui pourrait expliquer ces exagérations, si ce n'est
le retard dans l'accouchement, la prolongation dans la
grossesse ? Eh bien ! pour nous, nous ne le croyons pas.
Admettons un instant que la prolongation de la gestation,
pour abonder dans ce sens, soit pour quelque chose dans
le développement anormal; admettons, en d'autres termes,
que le fœtus de deux cent quatre-vingt jours ait le droit
de peser plus qu'un fœtus de deux cent soixante-dix jours.
Est-ce que si le poids, le volume, les dimensions, etc.,
augmentent de A grammes et de A millimètres par jour
jusqu'au terme, le fœtus ne doit-il pas augmenter de

A grammes et de A millimètres pour chaque jour qui dépasse le terme que nous considérons habituellement comme normal? Quand même l'augmentation serait un peu plus forte pour les jours des derniers mois, et proportionnelle à l'âge de croissance, jamais on ne pourrait nous expliquer pourquoi, dans ces cas rares de développement exagéré, cette exagération devient, en quinze, trente, quarante jours, double ou triple du poids ou du volume du fœtus ordinaire. Comment! un fœtus à neuf mois pèserait en moyenne de 3,000 à 3,600 grammes, il aurait de 48 à 52 centimètres, et en un ou deux mois de séjour intra-utérin, on verrait ces dimensions, ce volume, ce poids, doubler ou même tripler, si on veut bien s'en rapporter à certaines observations, que leurs auteurs ont la prétention de dire concluantes! On nous objectera peut-être, comme le dit bien M. le professeur Feltz, que le poids du fœtus augmente beaucoup plus vite pendant la vie intra-utérine que pendant sa vie extra-utérine. Ce n'est là qu'une vue de l'esprit, à notre avis, plus ou moins ingénieusement bonne pour défendre une cause difficile. Rien ne prouve cette plus grande intensité de vie, cette plus grande rapidité de développement, en l'état de nos connaissances et avec les moyens d'investigation que la science met actuellement entre nos mains.

Et puis, du reste, quel est celui d'entre nous qui peut mener à bien des recherches dans ce sens, recherches si difficiles et si délicates? Et puis, nous le répétons, pourquoi cette intensité de vie, d'accroissement de poids et de volume en un ou deux mois, alors que, pendant neuf mois révolus, elle n'existait pas ? Pourquoi, seulement dans ces cas, quelques fœtus seuls sont-ils très développés et les autres ne le sont-ils pas? Pourquoi, sur dix cas de grossesses dites prolongées par excès de développement, deux ou trois fœtus très développés et sept ou huit qui ne le sont que peu ? N'est-il pas plus rationnel, au lieu d'invoquer l'hypothèse peu admissible d'une intensité plus grande d'accroissement dans la matrice qu'au dehors, de s'en rapporter à la nature qui seule, pour LE MOMENT, peut l'expliquer ?

Une question très importante à résoudre est d'une connexion étroite avec la question des grossesses prolongées. Nous voulons parler de la vie du fœtus dans le sein maternel, dans le cas où il y aurait retard plus ou moins long de l'accouchement par le fait d'une des causes que nous avons succinctement examinées. En d'autres termes, le fœtus peut-il vivre dans la matrice, au-delà du terme considéré comme normal ? Au-delà de ce terme, son organisation, parachevée et disposée pour une autre destination, est-elle compatible avec la vie intra-utérine ? Pendant combien de temps la vie intra-utérine peut-elle être acceptée par le nouvel être sans qu'il y ait danger pour l'exercice libre et facile de ses fonctions et pour son existence ? C'est là un problème difficile et délicat. Il n'est pas impossible, néanmoins, de le résoudre. Il suffit, et cela surtout dans les maternités plus que dans la pratique civile, d'établir des séries d'observations minutieuses dans certaines grossesses et de prendre principalement pour base les bruits du cœur du fœtus, en tenant compte de tout ce qui pourrait survenir chez la mère.

VI

Maintenant que nous avons défini la grossesse prolongée et que nous avons cherché à établir les conditions que nous exigeons d'elle dans l'intérêt de la science, nous allons discuter les observations publiées à notre connaissance, dans ces derniers temps, qu'on a voulu donner comme des exemples de grossesse prolongée ; puis, après avoir cité des observations qui nous sont personnelles, nous poserons les conclusions que nous croirons être en droit d'en tirer tant au point de vue scientifique qu'au point de vue médico-légal.

OBS. I. (Docteur SILBERT, d'Aix en Provence.)

Une fille de vingt-cinq ans vint accoucher à Aix. Le travail de l'enfantement à son début ne présenta aucune particularité. Mais la tête ne s'engageant pas, M. Goyrand fut appelé. Il trouva une fille bien constituée, ayant eu un enfant dont elle avait facilement accouché. La seconde grossesse avait été bonne, mais elle se croyait au terme de onze mois. Il y avait, en effet, cet espace de temps que l'homme dont elle était enceinte, d'après son récit, avait eu des rapports avec elle, et ces relations brusquement interrompues avaient été reprises à une époque trop rapprochée du moment actuel pour que la grossesse pût lui être attribuée ; elle ajoutait qu'au terme, elle avait eu des douleurs semblables à celles de l'accouchement, et que ces douleurs s'étaient reproduites à la fin du dixième mois. La sage-femme confirmait l'exactitude de ces deux faits. Le docteur Goyrand, après avoir constaté par le toucher, que la tête, retenue au détroit supérieur, plongeait dans l'excavation et était en première position, appliqua le forceps, mais sans succès. Une consultation fut demandée, le forceps réappliqué ; cette seconde application fut encore infructueuse ; on fit alors la version ; un pied fut attiré ; mais malgré des efforts énergiques, l'évolution du fœtus fut impossible. La femme, épuisée par ces souffrances atroces, succomba. Le fœtus était dans la position indiquée, mais il offrait un volume énorme, et, par le fait du développement avancé des parties, son plan dorsal, fortement appliqué à droite et à gauche, offrait une rigidité et une inflexibilité qui s'étaient opposées d'une manière absolue au mouvement d'évolution ; la tête, déformée par les pressions, offrait au sommet une solution de continuité par laquelle la masse cérébrale s'était vidée. Poids de l'enfant, 7,000 grammes ; taille, 62 centimètres ; diamètre de la tête, O. M. 162 ; O. F. 139 ; O. B. 135. L'état du crâne n'a pas permis de mesurer le diamètre B. P. En même temps, le bassin était rétréci dans tous ses diamètres. Diamètre A. P. 9 centimètres ; transv., 12 ; oblique, 11.

Conclusions : Il est presque évident que l'excès de développement du fœtus a pour cause la grossesse prolongée. *(Gazette Hebdomadaire de Paris,* 1857, p. 192).

Dans l'observation de M. le docteur Silbert, nous relèverons tout d'abord sa déclaration au sujet du terme de onze mois. Rien n'indique que ce terme soit le vrai. Bien qu'il n'ait pas précisé l'époque des rapports nouveaux que le sujet de l'observation eut avec son amant, pourquoi ne pourrait-on aller jusqu'à dire que ce sont ces rapports-là, les derniers, qui ont produit la conception ? Quoi qu'il en soit, déclarer qu'une femme est enceinte de onze mois, parce qu'elle raconte qu'il y a eu onze mois qu'elle n'a pas eu de rapprochements amoureux avec son amant, c'est, à notre avis, faire, en vérité, preuve de trop de confiance. Pour nous, nous disons franchement que nous sommes plus sceptique lorsqu'il s'agit de grossesse, et que nous n'attachons guère d'importance aux récits que l'on peut nous faire à ce sujet, à moins qu'ils ne soient corroborés par tous les signes qu'une investigation des plus minutieuses peut nous donner. A quelle époque, du reste, cette fille faisait-elle remonter ses dernières règles ? M. le docteur Silbert ne nous le dit pas, parce qu'il ne l'a pas interrogée à ce sujet ; c'était pourtant un point de repère important et qu'il lui fallait connaître pour étayer son observation. Maintenant, en admettant que la grossesse aurait duré onze mois, le fœtus, pendant son séjour prolongé dans l'utérus, aurait-il pu acquérir un poids, par exemple, qui est plus du double environ du poids ordinaire d'un fœtus à terme ? Il n'est pas possible de l'accepter. Aurait-il pu acquérir un volume et des dimensions si considérables ? On ne peut que le révoquer en doute. Et puis, pourquoi dans l'observation, n'est-il pas un moment question des bruits du cœur, des battements du cœur du fœtus ? Au point de vue de l'étiologie du développement du fœtus, il était important de le savoir ; au point de vue de la mort du fœtus qu'on pourrait même admettre ici, il était nécessaire de ne pas l'ignorer. Cette fille a eu vers le neuvième-dixième mois de sa grossesse, *à son dire* et au dire de la sage-femme, des douleurs tout-à-fait semblables à celles de l'accouchement, à notre avis, parce que le développement du fœtus était déjà très avancé et que la matrice commençait à être très distendue et que la nature affirmait ses droits. Si cette fille n'était pas alors au terme, elle s'en approchait de très près. Ensuite, ne s'y joignait-il pas ces causes de dystocie, à savoir le rétrécissement du bassin dans tous ses diamètres et le développement exagéré du fœtus qui, à elles seules, expliqueraient, à notre avis, une prolongation assez grande de la gestation ? Pour nous, nous croyons que ce sont justement ces causes qui ont amené une prolongation, en admettant qu'il y ait dans cette observation, prolongation. Nous ne pouvons, pour ces raisons et pour celles indiquées plus haut, admettre que ce soit le supplément de vie intra-utérine qui ait développé à ce point le fœtus.

Nous en concluons que cette grossesse n'était pas prolongée : *a*, parce que son début n'est pas connu ni précisé ; *b*, parce que tant du côté du bassin chez la mère, que du côté du fœtus, il existait des causes de dystocie et que c'est à ces causes qu'il faut attribuer le retard de gestation, en admettant qu'elle ait dépassé le terme regardé comme normal, ce qui n'est pas prouvé ; *c*, parce que le volume énorme du fœtus est entièrement indépendant de la prolongation de la grossesse, et qu'il est plus rationnel et conforme à l'observation d'accepter que ce volume exis-

tait déjà, sinon en totalité, du moins en très grande
partie, lorsque vers le neuvième-dixième mois, au dire de
la femme, des douleurs analogues à celles de l'enfantement se montrèrent.

OBS. II. (Docteur **TARNEAU**, médecin-major).

Madame X... agée de 22 ans, d'un tempérament lympha-
tico-nerveux, d'une bonne constitution, régulièrement réglée
tous les 30 jours, mariée le 2 juin 1857, est depuis deux ans en
Afrique. Aussitôt mariée, Madame X... n'a plus vu reparaître
ses menstrues ; elle éprouva bientôt tous les symptômes rationnels d'une grossesse et expulsa après 270 jours de mariage, jour
pour jour, un kyste hydatique. L'expulsion de ce produit présenta tous les phénomènes de l'accouchement ordinaire et à
terme. Un mois plus tard, les règles disparurent ; l'idée d'une
nouvelle grossesse vint aussitôt à l'idée de Madame X..., et
trois mois s'étaient écoulés sans accident notable, lorsqu'elle fit
une chute dans les escaliers, et deux heures après, elle fut prise
de tranchées utérines qui déterminèrent l'expulsion d'une masse
charnue, faux germe, de la grosseur d'un œuf de pigeon, sans
trace d'aucun embryon, avec quelques caillots de sang. Apparition des menstrues le 9 août 1858. Le mois suivant, absence
totale des règles, phénomènes rationnels de grossesse, vomissements à deux mois et demi qui se prolongèrent jusqu'au sixième
mois sans fatigue aucune. Sensation du fœtus le 4 janvier 1859.
L'appétit fut toujours conservé, tout se passa dans l'état normal
des choses, sauf quelques douleurs dans la région dorso-lom-
baire. Le 19 mai 1859, époque à laquelle Madame X... croyait
accoucher, quelques coliques utérines se manifestèrent. Comme
le ventre était tombé depuis quinze jours environ, elle crut le
moment suprême arrivé et se berça de cet espoir, mais les douleurs
disparurent. Enfin, le 30 juin, les tranchées utérines redoublèrent d'énergie et revêtirent un cachet spécial. L'accouchement
était imminent et il se termina le 2 juillet, à quatre heures du matin, après trente-trois heures de souffrances, par l'application du
forceps. Le fœtus présentait une tête énorme. L'extrémité cépha-
lique descendit facilement jusqu'au détroit inférieur, mais arrivée là, elle resta six heures sans avancer. Les efforts de la nature

furent impuissants à expulser la tête, tout-à-fait en disproportion avec la circonférence inférieure du détroit inférieur. Le forceps amena une tête énorme ayant tous les caractères de l'asphyxie commençante. L'enfant du sexe féminin mesurait 50 centimètres. Quant à son poids, nous n'avons pu le prendre, faute de balance ; à en juger, il devait peser 3,500 grammes. Ce qui nous frappe le plus, ainsi que M. le docteur Moreau, que nous avions appelé en cette circonstance, ce sont certaines particularités qui n'appartiennent qu'à un enfant de cinq à six semaines. Les cils, les sourcils, les cheveux, présentaient un accroissement insolite. Les ongles étaient très longs, il a fallu les tailler. Les gencives étaient doublées, comme on dit dans le vulgaire. A tous ces signes, nous en ajouterons un autre qui n'est pas moins concluant, c'est l'intelligence vraiment incroyable que l'on a pu constater chez cette enfant après quelques jours de la vie extra-utérine.

Conclusions. — Il nous semble que l'enfant que nous avons reçue avait dix mois et onze jours ; du moins tout concorde à le prouver. *(Gazette des Hôpitaux.* Paris, décembre 1859).

Dans l'observation de M. le docteur Tarneau, on nous dit que Madame X... a eu encore ses menstrues le 19 août 1858 et qu'à la date du 19 septembre, puisqu'elle voyait tous les trente jours, les règles ne se montrèrent plus. Cette dame a donc pu devenir enceinte du 19 août au 19 septembre. Voilà tout ce que l'on peut dire en ce qui concerne la conception. Rien ne prouve, par conséquent, que Madame X... n'ait pas conçu le 17 ou le 18 septembre. Voilà donc une erreur de vingt-neuf à trente jours que M. le docteur Tarneau a pu commettre, erreur qui déjà réduirait la prolongation de gestation, en tenant compte de deux jours de travail à douze jours au plus. Les sensations perçues par Madame X..., le 4 janvier 1879, et qui doivent s'entendre des mouvements du fœtus, ne doivent guère être acceptées que sous bénéfice d'inventaire. Nous savons que toutes les femmes qui croient être enceintes ou qui désirent ardemment l'être, sentent toujours remuer.

Pourquoi, du reste, ne les avoir pas corroborés en quelque sorte, par l'examen des bruits du cœur du fœtus ? Pourquoi M. le docteur Tarneau n'a-t-il pas cherché à percevoir·lui-même les mouvements du fœtus ? Nous savons que beaucoup de femmes les sentent bien avant quatre mois, ce que certains auteurs font dépendre du volume du fœtus ou d'une de ses parties. Eh bien ! en tenant compte de l'erreur sur la date de la conception dont nous parlions tont à l'heure, du volume très disproportionné de la tête, est-ce que les sensations éprouvées par Madame X... n'auraient pas pu être perçues à trois mois seize jours environ ? Nous le croyons. Du 18 septembre au 4 janvier, nous trouvons, en effet, trois mois et seize jours. Maintenant, si M. le docteur Tarneau supposait, le 19 mai 1859, que Madame X... était à terme ou très près du terme, pourquoi n'a-t-il pas cherché à se rendre compte de la conformation du bassin ? Nous pouvons lui objecter que toutes les fois que l'accouchement ne se fait pas au terme voulu, c'est qu'il y a viciation du bassin. Du reste, il rapporte lui-même que la tête du fœtus était tout à fait en disproportion avec la circonférence inférieure du détroit inférieur. Il y a donc tout lieu d'admettre qu'il y avait une altération des diamètres du bassin, et que puisque cette altération existait pour le détroit inférieur, elle devait forcément, l'une n'allant pas sans l'autre, exister aussi au détroit supérieur. Et puis, pourquoi, avant de publier son observation, M. le docteur Tarneau n'a-t-il pas cherché à s'assurer, un peu plus tôt ou un peu plus tard après l'accouchement, de la conformation du bassin ? Cette recherche aurait très probablement modifié les conclusions qu'il a cru devoir tirer de son observation. Ensuite, est-ce que l'expulsion d'un kyste hydatique après 270 jours de mariage, bien qu'elle doive, selon les observations ordinaires, avoir lieu du quatrième au sixième mois, est-ce que l'expulsion d'une masse charnue (môle embryonnaire) qui se fit après une chute, n'indique pas une prédisposition toute particulière de l'utérus, dont il faut tenir compte ? Le fœtus, dit-on ensuite, présentait une tête énorme. Eh bien ! mais pourquoi ne l'a-t-on mesurée, ne s'est-on pas rendu compte de ses diamètres, afin de pouvoir les comparer aux diamètres des détroits ? C'était cependant important, puisque cette tête a tant influé sur l'accouchement.. Il est regrettable ensuite qu'on n'ait pas pesé le fœtus, car l'évaluation qui a été faite n'est peut-être même pas approximative. Après tout, il n'est pas nécessaire de vivre dix mois et onze jours dans la sein de sa mère, pour avoir 50 centimètres de longueur et pour peser approximativement 3,500 grammes, car ce poids et cette longueur sont à peu près la moyenne pour le fœtus à terme, et il n'en manque pas qui, au terme considéré comme normal, pèsent davantage. On nons apprend ensuite que le fœtus a présenté certaines particularités (cils, sourcils, cheveux, ongles, etc.) qui n'appartiennent qu'à un enfant de cinq à six semaines. Mais ce sont là des signes qui ne manquent pas chez des fœtus ordinaires, comme nous l'avous constaté plus d'une fois Il nous est arrivé souvent de voir des fœtus avoir des cheveux d'une longueur de 3 à 4 centimètres environ, et des ongles dépassant l'extrémité des doigts d'un centimètre. Quelle longueur avaient donc les cheveux et les ongles du fœtus, sujet de cette observation, et puis qu'y a-t-il donc là de si extraordinaire ? Pour nous, nous n'y attachons pas grande importance, et nous ne sommes guère porté à croire que ce soit la prolongation de séjour utérin qui a amené ce développement des tissus et l'intelligence vraiment incroyable, dit-on, dont a fait preuve cette enfant et qui a provoqué l'admiration de MM. les docteurs Tarneau et Moreau.

En conclusion, cette observation, à notre avis, ne peut être considérée comme une grossesse prolongée : *a*, parce que l'époque de la conception n'est pas indiquée, ni précisée ; *b*, parce qu'il n'est pas prouvé que le bassin était bien conformé et qu'il n'était atteint d'aucun vice ou altération de ses diamètres ; *c*, parce que la tête du fœtus avait un volume disproportionné (ce qui pourrait expliquer le retard subi par la gestation); *d*, parce que, comme nous l'avons exigé d'une grossesse prolongée, le développement du fœtus, en admettant qu'il ait dix mois et onze jours, n'est pas proportionné à son séjour intra-utérin (volume, poids, dimensions).

OBS. III. (Docteur A. LIÉGEARD, de Caen).

Madame P..... est âgée de 39 ans, mère de trois enfants, un garçon et deux filles, d'un tempérament sanguin, d'une bonne constitution, tonjours bien réglée, excepté dans ses grossesses et lorsqu'elle nourrit. Elle prétend qu'elle a porté dix mois l'aîné de ses enfants qui pesait 10 livres à sa naissance. Depuis son dernier accouchement, il s'est écoulé sept ans pendant lesquels elle n'a jamais eu le moindre retard. Du 15 au 20 mars 1858, elle les vit venir comme à l'ordinaire ; mais le 15 avril, elles manquèrent complètement, ce qui, joint à quelques indispositions, lui fit soupçonner une grossesse. Au mois de mai, rien encore ; de sorte que cette dame resta convaincue qu'elle était enceinte. Le 20 août, elle commença à ressentir des mouvements qu'elle reconnut pour ceux de son enfant. Elle comptait accoucher dans les premiers jours de janvier 1859. Or, les premières douleurs ne se firent sentir que dans la matinée du 11 février 1859, et l'accouchement ne se fit que le 12 février, à trois heures du matin, après un travail long et pénible, mais mitigé par l'emploi du chloroforme. L'enfant, pesé et mesuré devant moi, avait une longueur de 58 centimètres et un poids de 11 livres.

A toutes les preuves physiques de grossesse prolongée que nous présente ce fait remarquable, nous ne devons peut-être pas négliger d'en ajouter une autre, que nous pouvons appeler preuve morale. L'enfant dont il est question manifestait déjà son intelligence par tous ses signes *dès le même jour ; il suivait attentivement des yeux l'objet qu'on lui présentait, et répondait par des sourires aux personnes qui le regardaient en souriant.* N'est-ce pas, évidemment, qu'il avait 10 mois et demi depuis le moment de la conception ? (*Gazette des hôpitaux.* Paris, 1859).

En soumettant cette observation, qui de prime-abord paraît plus concluante que d'autres, au criterium que nous avons bien précisé, cette grossesse ne peut être admise comme une grossesse prolongée. A quelle époque faut-il ici faire remonter le début de la grossesse ? M. le docteur Liégeard, en admettant une grossesse de onze mois et demi, la fait remonter au vingt-cinq mars, puisque les règles manquèrent pour la première fois le 15 avril et que Madame P... accoucha dans la nuit du 11 au 12 février. Il prend donc pour point de départ la date de la première menstruation supprimée et ajoute vingt-un jours. C'est ordinairement en ajoutant quinze jours que l'on doit calculer approximativement ; mais, dans les cas exceptionnels, est-ce suffisant ? Pour nous, Madame P... n'est devenue enceinte que le 13 ou le 14 avril, et ce qui nous paraît le confirmer, c'est qu'elle sent remuer pour la première fois le 20 août. De la grossesse admise, il faut donc retrancher environ trois semaines, ce qui réduit le chiffre à un peu plus de neuf mois et demi, terme que quelques auteurs, entre autres le professeur Joulin, admettent encore comme grossesse normale et non prolongée, ce qui n'est pas notre avis. M. le docteur Liégeard nous dit que le travail fut long et pénible ; rien d'extraordinaire lorsqu'une femme a à mettre au monde un fœtus qui pèse ses 11 livres et qui mesure ses 58 cenmètres ; *ce qui est extraordinaire pour nous,* c'est que ce fœtus-là n'ait pas provoqué pendant le travail, pendant l'accouchement, de graves et sérieux désordres. Madame P... devait avoir un bassin certainement à peu d'autres pareil ; mais pourquoi M. le docteur Liégard ne nous en donne-t-il pas les dimensions ? Cette mensuration ne serait venue qu'à l'appui de son observation, et il était facile de la pratiquer, ce nous semble. Nous n'insisterons pas à ce sujet, car nous ne voulons pas invoquer ici des altérations osseuses ni des parties molles. Le développement exagéré du fœtus est suffisant pour nous expliquer la prolongation de la gestation jusqu'au terme que nous avons indiqué plus haut. Il est bien heureux pour ceux qui ont lu, qui lisent et qui liront cette observation, qu'il ne soit pas venu à la pensée de M. le docteur Liégeard de dire que c'est la prolongation de la grossesse qui a amené le développement exagéré du fœtus. Pour nous, nous ne saurions sciemment admettre qu'on puisse attribuer cet excès de développement à un séjour intra-utérin qui dépasse le terme regardé habituellement comme normal, de quinze jours environ. Maintenant, quel besoin avait M. le docteur Liégeard d'aller chercher, pour légitimer à son sens une grossesse prolongée, ce qu'il appelle une preuve morale ? Franchement, peut-on, en vérité, abuser à ce point des personnes qui vous font l'honneur de vous lire ? Voyez-vous cet enfant qui, à peine sorti du sein de sa mère, le jour même, prend tellement goût à la vie et à tout ce qui l'entoure, qu'il se met à rire tout seul, non pas tout seul, il rit au nez et à la barbe de ceux qui le regardent. *Incipe parve puer, risu cognoscere.*

..... Cette partie de l'observation de M. le docteur Liégeard aurait à une certaine époque, pris place avec avantage à côté des trente-deux dents que la légende accorde à Louis XIV. Quoi qu'il en soit, il ne nous est pas possible de regarder cette grossesse comme prolongée : *a*, parce que la date de la conception est inconnue ; *b*, parce que le fœtus ayant un développement exagéré et non proportionnel à son séjour intra-utérin, a été cause de dystocie et qu'il a retardé l'époque de l'accouchement.

OBS. IV. (Docteur FELTZ de Nancy, Strasbourg, 1860).

Madame X... de Huttenheim, âgée de trente-six ans, mariée depuis quinze ans, mère de cinq enfants dont deux vivent, d'une constitution excellente et parfaitement réglée, excepté dans ses grossesses. Les accouchements précédents ne présentèrent rien n'anormal, et jamais l'intervention de l'art ne fut nécessaire. Le 12 novembre 1858, elle eut ses menstrues comme à l'ordinaire ; mais vers le 20 du même mois, elle éprouva différents symptômes qui, étant les mêmes que ceux qui se présentaient au commencement de ses grossesses précédentes, lui firent supposer une nouvelle grossesse. Les menstrues ne revenant pas le mois suivant, elle garda la conviction qu'elle était enceinte. Durant le reste de sa grossesse, sa santé ne s'altéra pas. Le 30 mars, elle sentit pour la première fois, les mouvements de l'enfant, et elle pensait s'accoucher en août 1859. Dans la nuit du 12 août, elle crut en effet que le travail commencerait, elle eut des douleurs dans les reins qui revenaient toutes les demi-heures ; le 13 août, elles disparurent, et Madame X... put vaquer à ses opérations. Le 15 août, elle me fit part de ce qui lui était arrivé ; pensant qu'elle s'était trompée, je la rassurai complètement. Ce ne fut que le 13 septembre au soir que le travail commença pour ne se terminer que le 15 septembre par une application de forceps faite par M. le docteur Rack de Benfeld. L'enfant était en première position de sommet. La tête s'était engagée assez facilement dans le détroit supérieur, et avait traversé l'excavation, mais s'était arrêtée au détroit inférieur. Le médecin, entendant toujours les battements du cœur, attendit et administra du seigle ergoté ; ce n'est qu'après six heures d'attente qu'il se décida à appliquer le forceps. Il amena après de puissants efforts un fœtus mort, du sexe masculin et ayant des proportions considérables. Longueur, 57 centimètres ; poids, 11 livres 1/2 ; diamètre de la tête, O. M. 16 ; O. F. 12 ; Bip. 10 1/2 ; diamètre des épaules, 14. L'examen du crâne me fit observer une dureté qui n'est pas habituelle chez

les nouveau-nés ; la grande fontanelle était très petite, ayant
à peine 2 centimètres carrés de surface. Les cheveux, les ongles
présentaient également une longueur qui n'est pas habituelle.

Conclusions : En présence de ces faits, nous croyons pouvoir
affirmer que la cause de dystocie était l'excès de développement
du fœtus. Nous accusons la prolongation de la grossesse au-delà
du terme normal. L'accouchement ne se fit que le 15 septembre
1859, c'est-à-dire le trois centième jour. La mère succomba à
une péritonite puerpérale ; l'autopsie ne put être faite. M. le
docteur Held nous assura qu'il n'y avait du côté du bassin
aucun vice de conformation, et que ce n'est pas à une semblable cause qu'on doit rattacher les difficultés du travail.

(Thèses de Strasbourg, 1860).

¯ Dans cette intéressante observation, nous constatons
tout d'abord, que Madame X... a eu ses dernières règles
le 12 novembre 1858. La première suppression date du
12 décembre. En comptant, comme d'ordinaire les accoucheurs le font en France, c'est-à-dire de la première
menstruation supprimée et en ajoutant quinze jours,
nous obtenons pour la durée totale de la grossesse, une
durée approximative de deux cent quatre-vingt-cinq jours,
puisque l'accouchement eut lieu le 15 décembre, et en
faisant abstraction des deux jours de travail. Le retard
observé, dans ce cas, serait peu considérable, et ce n'est
pas sur ce retard qu'on pourrait se baser pour admettre
une grossesse prolongée. M. le professeur Feltz, lui, fait
remonter la conception du 12 novembre ; il compte du
jour au jour (12 novembre-12 septembre), et il obtient
ainsi trois cents jours. Ce n'est pas du tout notre avis. En
effet, Madame X... a eu ses dernières menstrues le
12 novembre ; mais entre le 12 novembre et le 12 décembre, date de la première suppression, il y a un intervalle
de trente jours pendant lequel Madame X... a pu être
fécondée. Duquel des jours de cet intervalle date la

conception ? Pour nous, comme cette dame a eu cinq enfants, qu'elle était multipare, il est plus que probable que la fécondation doit avoir eu lieu dans les derniers jours de l'époque intermenstruelle, quelques jours avant la date de la première menstruation supprimée. Ce qui nous engage encore à l'admettre, c'est qu'elle a perçu les mouvements actifs du fœtus le 30 mars 1859. Or, nous savons que les multipares reconnaissent et perçoivent plus tôt que les primipares, ces mouvements actifs du fœtus qui, dans le cas présent, auraient été ressentis à trois mois trois semaines environ. Puisque le travail réel a débuté le 13 septembre, l'accouchement n'a par conséquent subi qu'un retard de quelques jours. Si nous acceptons, au contraire, que la fécondation a eu lieu la veille ou l'avant-veille, par exemple, du jour de la première suppression meustruelle, l'accouchement s'est fait en quelque sorte à terme, et si nous admettons que la fécondation s'est produite vers le milieu de l'époque intermenstruelle, comme nous l'avons déjà dit, c'est-à-dire vers la fin de novembre 1858, l'excès de volume du fœtus expliquerait parfaitement bien le retard que l'accouchement a éprouvé. Maintenant, si Madame X... a éprouvé des douleurs dans les reins, intermittentes, le 12 août, ces douleurs n'étaient que l'indice d'un faux travail que nous sommes souvent appelés à constater à une époque pareille de la grossesse, douleurs qui peut-être pourraient aussi trouver leur explication dans le développement du fœtus. Nous n'hésitons pas à déclarer que cette observation de grossesse ne se rapporte pas à une grossesse prolongée, et que cette grossesse n'était pas de trois cents jours. Du reste, nous nous sommes assez expliqué non-seulement pour refuser pareille dénomination à cette grossesse, mais encore pour dire, contrairement à M. le professeur Feltz, que nous, nous n'accusons pas la prolongation de la grossesse de l'excès de développement du fœtus. En admettant même que, pendant la vie intra-utérine, le développement du fœtus s'opère avec plus d'énergie, nous ne répondrons que par des dénégations à ceux qui voudraient soutenir une thèse semblable ; car il n'est pas rationnel de prétendre qu'un séjour de quelques jours de plus dans la matrice puisse faire acquérir au fœtus un poids et une longueur qui dépassent la moyenne de 6 à 7 centimètres et de 4 à 5 livres.

En conclusion : *a*, cette grossesse doit être considérée sinon comme absolument normale, du moins comme à peu près normale, sa durée, tout compte fait, ne dépassant pas le terme ou le dépassant à peine de quelques jours ; *b*, si cette durée s'est prolongée, cette prolongation tient, et en cela nous sommes d'accord avec M. le professeur Feltz, à l'excès de développement du fœtus ; la cause de dystocie n'est pas ailleurs, puisque nous voulons bien en croire M. le docteur Held, qui assure qu'il n'y avait aucun vice de conformation du côté du bassin ; *c*, pour nous, la prolongation de la grossesse au-delà du terme regardé comme normal, *en admettant que nous l'acceptions ici*, est la conséquence, *l'effet* du développement exagéré du fœtus, et non la *cause* de ce développement, comme le prétend M. le professeur Feltz.

OBS. V. (Docteur LIÉGEARD, de Caen).

Madame B...., âgée de 23 ans, d'une bonne constitution, parfaitement réglée, mariée depuis un an, avait vu ses règles du 5 au 10 mai 1858. Vers le 20 du même mois, elle éprouva des nausées et des vomissements, surtout le matin ; ces symptômes ont continué pendant plusieurs mois sans cause appréciable, sinon le commencement d'une grossesse. Du 5 au 7 juin, les menstrues marquèrent à peine, et dès le 5 octobre, les mouvements du fœtus lui devinrent sensibles, de sorte que, fondé sur ces données, nous pouvions affirmer comme terme de la grossesse, le 20 février 1859. Or, à cette époque, cette dame éprouva des contractions utérines très fortes pour lesquelle je fus appelé plusieurs fois. Le col utérin, quoique entièrement effacé, resta complètement fermé ; les douleurs se calmèrent peu à pen, puis disparurent, et là grossesse continua jusqu'au 2 mars, époque à laquelle des douleurs semblables recommencèrent et se terminèrent enfin à trois heures du soir, après de violentes contractions, par la naissance d'une petite fille pesant 3,600 grammes et longue de 50 centimètres.

(Gazette des Hôpitaux, 1859.)

Cette observation, donnée par M. le docteur Liégeard comme un exemple de grossesse prolongée, n'est pour nous qu'une grossesse tout-à-fait normale. En effet, puisque Madame B.... a vu encore ses règles le 5 mai 1858 et qu'elles ne sont revenues qu'en très faible quantité et tachant à peine le linge le 5 juin, il y a tout lieu de croire que la fécondation a eu lieu pendant l'époque intermenstruelle du 5 mai au 5 juin. Mais de quel jour est-elle enceinte ? Pour nous, nous sommes en droit d'admettre que la fécondation ne s'est faite que quelques jours à peine avant le 5 juin, et ce qui tendrait à le prouver, c'est l'apparition de ces menstrues qui marquèrent à peine la perception des mouvements actifs vers le 5 octobre 1859 (120-122 jours), et, de plus, le poids et les dimensions du fœtus qui sont ceux d'un fœtus moyen ordinaire. M. le docteur Liégeard paraît insister sur les contractions utérines et les douleurs que cette dame éprouva vers le 20 février. Or, nous savons que ces douleurs s'observent très fréquemment à la fin des grossesses, et qu'elles ne sont que le résultat d'un faux-travail. Tout concorde donc pour nous faire admettre que cette grossesse est régulière et normale.

OBS. VI (Docteur KŒBERLÉ, de Strasbourg.)

Madame M...., âgée de 26 ans, brune, très bien constituée, ayant déjà accouché deux fois heureusement à terme, eut, au commencement du mois d'août 1861, une forte ménorrhagie qui s'arrêta sous l'influence d'un traitement approprié. A partir de cette époque, elle éprouva des symptômes présomptifs de grossesse, et les menstrues jusqu'alors régulières n'ont plus reparu. Pendant les quatre à cinq premiers mois qui ont suivi la ménorrhagie, la santé était devenue chancelante ; il y avait une anorexie constante, et pendant plusieurs jours, au quatrième mois, la formation d'un abcès dentaire à la face interne du maxillaire inférieur s'opposa à toute alimentation solide. L'abcès s'ouvrit spontanément, et à partir de ce moment, la santé s'améliora rapidement. Madame M.... arriva très bien portante à la fin présumée de sa grossesse, mais après n'avoir senti les mouvements du fœtus que depuis le 2 février 1862. Il s'établit un commencement de travail ; quelques coliques utérines se manifestèrent et le col de l'utérus complètement effacé, entr'ouvert dans une étendue de 20 à 25 millimètres, permit au doigt de sentir la tête à travers les membranes. Cependant, les coliques se calmèrent peu à peu, puis disparurent : Il survint une nouvelle alerte du 4 au 7 juin ; mais les douleurs de reins, les coliques disparurent pour ne plus revenir. Au commencement de juillet, la grossesse devait être arrivée, d'après les évaluations les plus modérées, à la fin du dixième mois. Madame M... était tourmentée pour sa couche, je cherchai à la rassurer en lui représentant que son bassin était très large, bien conformé, que le développement du fœtus a dû souffrir de son état de malaise pendant les premiers mois de sa grossesse, et que probablement il n'était pas arrivé à maturité complète à la fin du neuvième mois. Il fut résolu que, si l'accouchement n'avait pas lieu d'ici huit à dix jours, je tenterai de le provoquer artificiellement. Malheureusement, le 10 juillet, il survint une fluxion dentaire qui détermina un nouvel abcès ; je décidai qu'aussitôt l'abcès ouvert, l'accouchement serait provoqué ; car, il y avait à craindre que si la grossesse se prolongeait, l'accouchement devînt laborieux et ne pût se terminer par les seuls efforts de la nature.

L'abcès s'ouvrit le 17 juillet. Je procédai immédiatement au tamponnement du vagin avec une grosse éponge munie d'un fil de soie que j'introduisis au moyen d'un spéculnm ; j'avais déjà préparé des éponges ficelées pour dilater le col, au cas où les contractions utérines n'auraient pas été suffisamment provoquées. Mais les premières douleurs apparurent au bout de peu de temps, l'éponge ne tarda pas à être expulsée du vagin, et il s'établit un travail régulier. Les tranchées utérines se rapprochèrent de plus en plus, redoublèrent d'énergie, et la tête en quatrième positiou de sommet O. I. D. A. s'engagea dans l'excavation. La sage-femme essaya en vain de rompre les membranes. A 11 heures du soir, je fis moi-même sans succès cette tentative. Les forces de Madame M.... s'épuisaient ; elle demandait à grands cris la délivrance, et il était urgent de hâter l'accouchement. Au moyen d'une pince, je saisis les membranes et je les fis éclater ; cinq à six minutes après, la tête avait franchi le détroit inférieur. L'enfant, du sexe féminin, était très vivace quoique la mère n'eût plus ressenti depuis plusieurs jours ses mouvements ; mais j'avais constaté la persistance des bruits redoublés. Il était bien développé et n'offrait sur sa tête aucune trace de bosse sanguine. Il mesurait 52 centimétres 1/2 et pesait 3,650 grammes. *La petite fille fixa immédiatement* la lumière de la *lampe* et les personnes qui l'entouraient, comme un enfant âgé de plusieurs semaines. Diamètre de la tête : O. M. 13 1/2. O. F. 13. B P. 10. L'ossification du crâne était fort avancée ; la grande fontanelle n'avait qu'un diamètre de 2 centimètres 1/2 environ. Le placenta n'ayant pas été expulsé au bout de deux à trois heures, malgré les tractions exercées de temps en temps sur le cordon, je le détachai artificiellement avec la main.

Conclusions. — Il me semble que l'on a affaire là à une grossesse prolongée dont le terme a été de dix mois et vingt jours à onze mois et dix jours, c'est-à-dire de trois cent vingt à trois cent quarante jours.

(Gazette Médicale de Strasbonrg, 1862.).

Dans cette observation, nous devons d'abord nous demander à quelle date il faut faire remonter le début de la grossesse. C'est le pivot de l'observation. Madame M...., nous dit-on, a eu une forte ménorrhagie au commencement d'août 1861 ; à la suite de cette ménorrhagie, les règles disparurent. On peut donc parfaitement admettre que si les règles ne se reproduisirent plus, c'est que Madame M.... se trouvait dans un état anémique qu'explique facilement la perte considérable qu'elle avait éprouvée. Cet état anémique nous rend bien compte des symptômes qui furent observés chez elle et de la suppression des règles. Les phénomènes sympathiques, quels qu'ils soient, surtout s'ils se présentent chez une chloro-anémique, et l'aménorrhée qui peut être constatée en même temps, n'ont jamais, que nous sachions, été considérés comme des signes de certitude. Ici, l'on est nullement autorisé à admettre plutôt une grossesse qu'un état tout particulier dépendant de cette chloro-anémie. Il est donc impossible de croire, avec M. le docteur Kœberlé, que le début de la grossesse puisse être basé sur cette absence de règles et sur les symptômes qui la précédèrent ou la suivirent, et par conséquent, d'accepter avec lui, que les dates du 7 au 27 août, pour le cas où la grossesse serait de trois cent vingt à trois cent quarante jours, et du 26 au 27 août pour les cas où elle serait de trois cent vingt jours, soient exactes. Ce qui nous engage encore à ne pas faire remonter le début de la grossesse au mois d'août, c'est que le sujet de l'observation n'a senti remuer que le 2 février 1862. Or, si nous considérons les dates ci-dessus, Madame M... n'aurait donc commencé à percevoir les mouvements actifs du fœtus que six mois environ après le début de ses dernières règles. Nous savons, d'autre part, qu'une femme multipare sent remuer beaucoup plus tôt qu'une primipare, c'est-à-dire vers trois mois et demi. Maintenant, si nous prenons le chiffre moyen de trois mois trois semaines pour l'apparition des mouvements actifs, puisqu'il n'ont été ressentis que le 2 février 1862, nous constatons que Madame M.... n'est devenue enceinte qu'au mois d'octobre 1861, et que, par suite, elle devait accoucher dans le mois de juillet. Ensuite, comment M. le docteur Kœberlé nous prouvera-il que Madame M.... était complètement à terme lorsqu'il se décida à pratiquer l'accouchement prématuré artificiel? Sans chercher à entrer plus avant dans cette question, on peut parfaitement élever quelques doutes au sujet de la marche de l'accouchement, et pour les amplifier encore, ajouter que M. le docteur Kœberlé se vit obligé de pratiquer la délivrance artificielle en portant la main dans la cavité utérine des parois de laquelle il décolla et détacha enfin le délivré.

Madame M.... éprouva quelques douleurs de reins, des coliques utérines, le col de l'utérus s'entr'ouvrit, il y eut en un mot, un commencement de travail, en dernier lieu au mois de juin, date présumée de la grossesse. Mais, puisque le bassin était régulièrement conformé, puisqu'il n'existait aucune cause de dystocie par obstruction, puisque le fœtus présentait les caractères d'un fœtus moyen à terme, pourquoi, s'il y avait alors un travail véritable, l'accouchement ne s'est-il pas opéré ? Evidemment, parce que toutes les probabilités, tous les calculs de grossesse étaient erronés, et que les douleurs éprouvées, les contractions subies n'étaient que l'indice d'un faux-travail, comme on l'observe très souvent dans l'intervalle des deux derniers mois de la gestation. Quant au volume du fœtus, il n'avait rien d'exagéré. Il ne lui était pas nécessaire de séjourner de trois cent vingt à trois cent quarante jours dans la matrice de sa mère, pour avoir 52 centimètres 1/2 de longueur et peser 3,650 grammes. Ce volume et ces dimensions se rapportent parfaitement à un fœtus bien constitué et à terme, et n'ont absolument rien d'extraordinaire. Si, au dire de M. le docteur Kœberlé, ce fœtus est

resté pour le moins trois cent vingt jours dans le sein de
sa mère, que devient la théorie de M. le docteur Feltz, de
Nancy, théorie que nous ne pouvons accepter ? Nous savons
que M. le professeur Feltz soutient, en effet, que le développement du fœtus est plus rapide pendant la vie intra-
utérine que pendant la vie extra-utérine. Eh bien ! M. le
docteur Kœberlé nous présente un fœtus dont le séjour
intra-utérin, à son avis, excède le séjour ordinaire de cin-
quante à soixante-dix jours. Que devient ici la plus grande
intensité de vie de M. le professeur Feltz ? Eh quoi ! ce
fœtus, après être resté deux mois de plus dans l'utérus,
n'aurait que le volume et les dimensions d'un fœtus
moyen ordinaire ? Voilà qui contredit singulièrement la
théorie de M. le professeur Feltz sur le développement du
fœtus pendant sa vie intra-utérine. M. le docteur Kœberlé
nous apprend, à la fin de son observation, que l'enfant, à
peine sorti du sein de sa mère, fixa la lumière d'une lampe
et les personnes qui l'entouraient comme un enfant âgé
de plusieurs semaines. Toujours la note morale, mais
gaie. Qu'est-ce que cela peut bien prouver ? Que cette
petite fille, sortant de l'obcurité de sa prison forcée, ait
regardé la lumière de la lampe qu'elle prenait peut-être
pour la lumière du jour et qu'elle la trouva belle, qu'est-
ce que cela prouve ? Qu'elle ait regardé les assistants, des
inconnus pour elle, que peut-on en inférer ? Ce sont là
pour nous des puérilités, et même, en supposant que ce
fait fût vrai, est-ce qu'il prouverait que l'enfant fût âgé de
plusieurs semaines ? Jamais personne n'est allé chercher
des preuves là. Quoi qu'il en soit, cette observation, pour
nous, ne peut être rapportée à une grossesse prolongée :
a, parce que le début exact de la gestation, la date de la
conception, ne peuvent être fixés ; *b*, parce que la grossesse n'a pas dépassé le terme considéré comme normal ;
c, parce que le fœtus a tous les caractères d'un fœtus

moyen au terme ordinaire, et que si la grossesse avait été réellement prolongée, il aurait dû avoir un autre volume, un autre poids et d'autres dimensions proportionnelles à son séjour intra-utérin.

OBS. VIII. (Docteur MENZIES, de Glascow).

Vers la fin de février 1852 , je fus appelé pour visiter Mistress S...., résidant route de Provan-Mell. C'est une femme d'une taille élevée, agée de 28 ans environ, mariée depuis cinq ans et mère d'un enfant. Teint jaune, peau brune, yeux noirs. Cette femme s'attendait à accoucher de jour en jour et était persuadée que sa délivrance ne pouvait tarder. Elle se plaignit d'une douleur aiguë à la partie inférieure de la région inguinale gauche, augmentant d'intensité sous l'influence des mouvements. Cette région était sensible au toucher, mais dépourvue de tout gonflement ; on ne remarquait rien dans l'aspect extérieur de l'abdomen. Anxiété générale, langue sèche et couverte d'un enduit blanchâtre. Pouls 104, peau chaude, constipation. Après un traitement approprié, la malade se trouve soulagée les jours suivants et sort bientôt de l'hôpital. Je n'entendis plus parler d'elle jusqu'à la fin de mars, époque à laquelle je reçus avis qu'elle était en travail. Je la trouvai au lit, se plaignant de douleuts intermittentes, commençant au centre de l'abdomen, s'étendant au dos et jusqu'à la région hypogastrique. La tumeur utérine était très proéminente, présentant, de profil, une surface plane très dure au palper ; cette dureté n'augmentait pas pendant les douleurs ; elle s'étendait jusqu'à l'épigastre, mais elle me parut un peu descendue depuis mon dernier examen. Le vagin était humide et froid. Anxiété. Pouls fréquent et un peu faible. Langue blanche. Le travail ne fit aucun progrès, et rien ne changea le jour suivant. Persuadé que la femme s'était trompée dans le calcul de la durée de la grossesse, je lui fis subir l'interrogatoire suivant, et je recueillis les renseignements que voici. Vers la fin d'avril, au commencement de mai 1851, quoique nourrissant son premier enfant, un garçon de douze mois, elle eut ses règles pour la première fois depuis son accouchement, Un mois après, elle sevra son enfant et ne revit plus ses règles. Pendant la grossesse actuelle, elle n'avait rien remarqué de particulier jusqu'au milieu de février, époque à laquelle les mouvements de l'enfant cessèrent tout à fait ; de plus, la femme éprouva une sensation de froid et de poids dans l'abdomen, et les seins, qui auparavant été gonflés et pleins, devinrent flasques et petits. Elle avait senti les mouvements du fœtus en octobre 1851. La tumeur abdominale était proéminente et d'une forme ovoïde nettement définie, dure, quoique fluctuante ; quand elle était tranquille, elle se trouvait exactement sur la ligne médiane. De tous côtés, la percussion donnait un son mat. L'auscultation, répétée avec soin plusieurs jours, me fit découvrir le souffle placentaire et les battements du cœur fœtal. Par le vagin, on sentait l'utérus dur et élastique. On ne sentait pas la tête du fœtus à travers le segment antérieur de l'utérus. Mitxion faicle et constipation. Défécation difficile et douloureuse. Seins flasques privés de lait. Auréole brune très marquée et parsemée de larges papilles. Les douleurs abdominales avaient été violentes et fréquentes pendant la nuit ; elles continuèrent le jour sans effet sur la dilatation du col de l'utérus ; mais la partie inférieure de cet organe descendit sous leur influence dans la cavité pelvienne. Vers le soir, des calmants furent administrés qui eurent pour résultat de procurer un peu de sommeil pendant la nuit. Le matin, les douleurs recommencèrent de nouveau, et, comme l'irritation gastrique s'était beaucoup calmée, qae les forces de la malade étaient revenues, je résolus de lui donner de petites doses de tartre stibié, afin de produire un relâchement des parties génitales. Ce médicament produisit une détente générale, sans effet, sur le col. Pendant la nuit suivante, peu de changement. Le soir du jour suivant, le quatrième de son attente, la malade était tellement épuisée, que je dus de nouveau avoir recours aux remèdes anodins. L'état général s'améliora ; les douleurs, d'abord énergiques, devinrent de plus en plus faibles ; je résolus d'attendre une nouvelle reprise du travail. Depuis cette époque jusqu'à la fin d'avril, l'état d'irritation locale et générale se calma ; mais, dans la dernière partie de ce mois, les douleurs devinrent de nouveau plus actives et s'accompagnèrent d'une sensibilité plus vive à la pression. L'utérus descendit davantage dans l'excavation pelvienne ; mais l'examen de son col me convainquit que celui-ci possédait jusqu'alors une égale union, une plus grande somme de dureté et de résistance. L'orifice externe était ouvert et permettait l'introduction du doigt dans la cavité cervicale jusqu'à un tiers du pouce. Une sonde de femme fut introduite dans la cavité utérine sans rompre les membranes ; cette petite opération détermina l'écoulement de quelques gouttes de sang. Je me déterminai à favoriser la dilatation du col avec la tente éponge ; dans ce but, j'en introduisis une très courte à une petite profondeur, le jour suivant. Environ six heures après son application, il y avait un écoulement subit de douze onces de sang ; le toucher me fit constater l'existence d'une masse aplatie, mais bosselée, avec des nodosités d'une densité demi-cartilagineuse, adhérente à la lèvre antérieure du col utérin. Je craignis qu'il ne s'agît d'un placenta devenu très dense par le fait de quelque production morbide développée dans son tissu. Le vagin fut tamponné, des compresses froides appliquées sur la vulve. L'écoulement de sang cessa bientôt, mais les douleurs continuérent à se manifester énergiquement pendant deux jours, sans produire la dilatation de l'orifice. Je fis appeler le docteur James Paterson, professeur de gynécologie à l'Université d'Anderson. Cet illustre médecin fut d'avis que la petite masse qui partait de la lèvre antérieure était une production étrangère naissant du col et non du placenta malade. La patiente, qui était d'un teint pâle et d'une grande faiblesse générale , se trouvait probablement atteinte de quelque affection maligne. Le fœtus était évidemment mort. Nous convinmes d'attendre jusqu'à ce qu'un danger immédiat se manifestât, et je me contentai de soutenir les forces de la malade avec des aliments réparateurs et des remèdes anodins appropriés. Une semaine après, un examen attentif me convainquit que le col de l'utérus n'était pas complètement oblitéré, qu'il existait à la partie inférieure une portion de la cavité cervicale dans laquelle le doigt pouvait pénétrer ; ce que j'avais pris pour un placenta malade, n'était autre chose que la lèvre antérieure de l'orifice interne, épaissie, indurée, bosselée, avec un dépôt interstitiel de tissu morbide. Il n'y avait pas d'écoulement vaginal fétide, et je ne sentis rien de semblable à une surface ulcérée. Pas d'examen au spéculum. La malade maigrissait et perdait ses forces. Elle avait fréquemment une grande sensibilité de la région épigastrique et des autres régions de l'abdomen qui était généralement calmée par des sinapismes et des préparations térébenthinées. A cette époque, l'action utérine persistait dans une grande mesure. Pendant les six derniers mois, elle croissait à intervalles réguliers, mais n'atteignait plus la force qu'elle avait possédée antérieurement. Les douleurs se montraient chaque jour, devenaient plus violentes le soir, et forçaient souvent la malade à prendre, pour se reposer, de la morphine et de la conicine. Elles changèrent graduellement de caractère. Des douleurs dominantes partaient de l'hypogastre pour s'irradier vers le sacrum ; d'autres suivaient le trajet des nerfs crural et sciatique. Deux mois avant la terminaison, la malade se plaignait d'une sensation persistante de chaleur, de douleur ayant son siège dans les reins, et qui rendait impossible la station verticale prolongée. La tumeur utérine s'était éloignée graduellement de la région épigastrique en devenant plus dure, moins volumineuse et plus fluctuante. La résistance devint inégale; les membres du fœtus plus facilement perceptibles à travers les parois utérines. La matrice continua à descendre lentement dans la cavité pelvienne, jusqu'à ce que le col fût à une distance d'un pouce du périnée. Un peu de difficulté dans la miction. Défécation longue et douloureuse. Les seins, qui avaient été flasques et privés de lait, devinrent dans le mois de juin, plus développés et la sécrétion de lait fut si abondante, que le linge de la femme fut mouillé par le liquide. Le 3 novembre, je recevais une lettre qui me mandait de nouveau près de la malade. Comme j'étais indisposé, mon ami le docteur Gill me remplaça et constata les symptômes d'une péritonite subaiguë ; douleur vive dans la partie supérieure de l'abdomen, soif et envie de vomir, constipation, fréquence du pouls, peau chaude et sèche. Ces symptômes furent dissipés par les sangsues, les cataplasmes térébenthinés et les frictions mercurielles ; mais ils se manifestèrent de nouveau le 17 novembre et déterminèrent la mort. Pendant l'attaque de péritonite, le docteur Paterson avait vu la malade avec le docteur Gill et constaté que la sonde ne pouvait être introduite à plus d'un pouce et demi du col. Considérant l'état de la femme comme désespéré, il jugea toute intervention inutile. A l'autopsie, dont je ne rapporte que les parties essentielles, on constata ce qui suit : Inflammation de la totalité du péritoine, surtout marquée au niveau du fond de l'utérus. L'enfant, embrassé par les parois utérines, présentait tous les caractères de l'enfant à terme..... L'orifice utérin admettait à peine une plume d'oie et se trouvait rempli par une matière épaisse et molle qui empêchait l'écoulement du fluide de la cavité. La circonférence de cet orifice interne, consistaut dans un anneau complètement fermé et résistant, aussi dur qu'un cartilage, plus épais dans sa moitié antérieure que dans sa moitié postérieure. Le même tissu morbide envahissait la portion inférieure du corps de l'utérus, diminuant d'épaisseur à mesure qu'il atteignait les régions les plus élevées. Dans les portions voisines du col, les fibres musculaires étaient tellement atrophiées qu'elles étaient difficilement appréciables. Dans la partie moyenne et au fond de l'utérus, elles étaient plus évidentes. Sous l'influence de la pression, un segment de tissu dense laisse échapper un fluide apalescent dans lequel on reconnaît au microscope une quantité de matière granuleuse et quelques cellules nuclées et granuleuses........

(Glascow médical, 1853, et docteur CHANTREUIL Du cancer de l'utérus, pages 86 et 49. 1872).

C'est à titre de document que nous avons cité cette longue mais intéressante observation qui vient à l'appui de notre dire au sujet de l'influence que peuvent exercer les tumeurs que nous avons signalées, sur la marche de la grossesse, et sur les causes d'erreurs manifestes qu'elles peuvent produire en ce qui concerne la durée de la gestation. Lorsque Mistress S... fit mander le docteur Menzies, fin février 1852, elle s'attendait à accoucher tous les jours. En effet, elle eut ses dernières régles à la fin d'avril 1851, et la première suppression menstruelle se montra à la fin mai. D'un autre côté, les mouvements actifs du fœtus furent perçus en octobre, et cessèrent complètement vers le 16 février, époque à laquelle Mistress S... éprouva un certain concours de symptômes et vit ses seins, développés et pleins jusque-là, devenir flasques et petits. Il y a tout lieu de croire, bien que le docteur Menzies ne nous en ait pas donné connaissance, qu'il existait aussi d'autres signes laissant supposer que si la mort du fœtus n'existait pas alors, elle était imminente. Le diagnostic porté par M. le professeur Paterson et qui fut confirmé par l'autopsie, c'est-à-dire néoplasme cancéreux du col utérin s'étendant au corps de l'utérus, l'étroitesse de l'orifice utérin, l'altération des fibres musculaires, etc., empêchent, en admettant qu'on invoque ici une grossesse prolongée, de regarder cette grossesse autrement que comme une grossesse à terme. On se demandera peut-être comment le fœtus a pu séjourner aussi longtemps dans la matrice sans qu'il en résultât des accidents fâcheux avant son expulsion. Evidemment, s'il n'est pas survenu des accidents et des complications par le fait de la mort du fœtus, c'est que la poche des eaux étant intacte, le fœtus n'a pu se putréfier, et c'est ce qui a permis aussi à la matrice de tolérer si longtemps le produit de la conception et ses annexes.

OBS. VIII. (Docteur CAILLETET, de Paris).

Madame B... 25 ans, bien constituée, vigoureuse, est parfaitement réglée. Le sang vient à époques fixes, sans jamais avancer ni retarder; la quantité est toujours la même. Elle a eu déjà deux enfants ; ses deux grossesses n'ont rien présenté d'anormal ; les deux accouchements ont été un peu longs. Elle voit ses règles pour la dernière fois, le 20 novembre 1872, mais d'une façon tellement anormale, presque rien, sang pâle, que l'idée d'une nouvelle grossesse se présente de suite. Le 20 décembre, rien ne vient ; la grossesse est confirmée et nous la faisons dater du 5 novembre. L'accouchement doit donc avoir lieu dans les premiers jours d'août 1873. Vers la fin de juillet, elle fait une chute qui amène quelques contractions. Repos au lit, lavements laudanisés. Le 10 août, je l'examine et trouve tous les signes d'une grossesse presque à terme ; dans la semaine, elle est prise d'une dyssenterie légère qui occasionne cependant des épreintes assez vives, et le samedi, 16 août, on vient me chercher. Les douleurs sont régulières, le col se dilate, la tête est bas ; à trois heures du matin, le col est grand comme une pièce de 5 francs ; je sens la fontanelle antérieure. Au jour, tout s'arrête. La tête reste très bas, le col se referme ; la patiente souffre constamment, elle peut à peine marcher. Les jours se passent ; le 20 août, dans l'hypothèse d'une conception antérieure au 20 novembre, n'amène rien de nouveau. J'abandonne cette idée malgré moi et fais dater la grossesse du mois suivant, soit vers le 5 décembre ; nous pouvons donc aller jusque vers le 5 septembre. Le 10 septembre arrivé, rien de nouveau ; le 20 septembre, date extrême, car il faudrait que la conception ait eu lieu au moment précis où les règles arrivaient, rien de nouveau. La pauvre femme est épuisée, elle ne peut se traîner, pas de sommeil, des douleurs irrégulières à chaque instant. Le 23, l'on vient me chercher. Encore une fausse alerte, le col reste fermé. Le 1er octobre seulement, le travail, le vrai cette fois, commence dès le matin, toujours la deuxième position de sommet. A neuf heures du soir, la tête se dégage en occipito-sacrée, toute seule, sans déchirure du périnée que je soutiens énergiquement. Aussitôt après la délivrance, une hémorrhagie effroyable se déclara. Je l'avais heureusement prévue, ce qui me permit de m'en rendre maître non sans peine. Puis avec du temps et de bons soins, elle se remit complètement. Revenons à l'enfant. Il est monstrueux ; je n'en ai jamais vu de semblable. On dirait un bel enfant de deux mois. Les cheveux sont longs, abondants, on peut le peigner, lui faire sa raie. Les ongles, très longs, se recourbent sur l'extrémité antérieure des doigts, qu'ils recouvrent complètement. Epuisé de fatigue, il me fut impossible de le peser. Le lendemain, diverses circonstances empêchèrent de le faire. Ce n'est que le sixième jour, sur mes recommandations instantes, qu'on le pesa chez la nourrice. On trouva 14 livres, ce qui ne me parut nullement extraordinaire. (*Gazette obstétricale de Paris*, 1874.)

On nous apprend, dans cette observation, que Madame B... était autrefois vigoureuse et parfaitement réglée, D'où vient que, vers le 20 novembre 1872, elle ne l'est plus qu'imparfaitement ? Elle se trouvait donc sous l'influence d'une cause *qu'on ne nous indique pas*, cause ayant modifié son état de santé et troublé les fonctions de l'appareil utéro-ovarien. Quelle est cette cause qu'on ne nous dit pas et qui a influé sur l'hémorrhagie menstruelle au point de changer ses caractères ? Nous savons qu'il y a des femmes, *bien que ce soit des exceptions*, qui peuvent encore être réglées pendant tout ou partie de leur grossesse. Ces exceptions ne peuvent être appliquées à Madame B..., car on ne peut accorder le nom de règles à l'écoulement sanguin qu'elle eut par les voies génitales. En ce moment-là, ou elle était enceinte ou elle ne l'était pas. Si elle était enceinte, la perte de sang qu'elle eut et dont nous aurions *aimé à savoir la durée*, pouvait provenir d'excitations sexuelles diverses, de ces petites hémorrhagies si faciles à produire par congestion ou par balistique ; si elle ne l'était pas, il faut donc *invoquer une cause* qui résidait ailleurs. C'est cette cause que nous invoquons pour expliquer les caractères anormaux de la perte qui se produisit le 20 novembre. D'ailleurs, nous savons qu'il faut se méfier des troubles fonctionnels quand il s'agit de diagnostiquer une grossesse et à plus forte raison lorsqu'on veut en préciser la durée, car ces troubles sont très fréquemment causes d'erreur et d'interprétations erronées ou de méprises sérieuses. Pour nous, nous sommes tous disposé à admettre que la conception n'eut lieu que peu avant le 20 décembre, un des jours qui le précédèrent, ce qui donnerait approximativement, pour la durée totale de la grossesse, 291 jours environ. M. le docteur Cailletet, pour éclaircir cette question du début de la conception, aurait bien dû nous dire à quelle époque ont été perçus les *mouvements du fœtus* et les *bruits du cœur*, signes qui ont une valeur assez grande sinon absolue. Pourquoi ne nous fait-il pas connaître aussi quelles étaient *les dimensions du bassin* ? C'était très important dans le cas qui nous occupe, car l'idée de dystocie se présente de suite à l'esprit. Mais cette dystocie, où résidait-elle ? Si le travail qui se déclara le 16 août pouvait être considéré comme un faux travail observé assez souvent à cette époque de la grossesse, celui qui se montra le 23 septembre pouvait, lui, être considéré comme un travail vrai qui n'aboutissait pas parce qu'il y avait des obstacles à l'accouchement annihilant les efforts faits par la nature pour triompher des difficultés qui s'imposaient à elle. On pourrait admettre aussi que les phénomènes qui se montrèrent le 16 août, n'avaient pas une autre cause, si on veut bien accepter le terme le plus rapproché. Et puis, pour expliquer le retard, ne savons-nous pas qu'une poche des eaux un peu épaisse et restant intacte, peut à elle seule amener des retards? En tout cas, nous nous rattachons à la première hypothèse qui nous donne comme date de l'accouchement le 23 septembre, date à peu près normale; quant aux quelques jours de retard, si les causes de dystocie osseuse ou d'obstruction ne nous les expliquent pas assez, le volume exagéré du fœtus, qui aurait suffi à lui seul pour retarder longuement l'accouchement, nous les fait comprendre davantage. L'enfant était énorme. Comme il est bien loin d'être démontré que la grossesse ait subi une prolongation, on ne peut décemment attribuer à cette prolongation le volume exagéré du fœtus. Et puis, le poids était-il bien exact? L'enfant n'a été pesé que six jours après l'accouchement, chez la nourrice et par la nourrice, et très probablement avec tous ses langes. On ne peut donc qu'ajouter une médiocre confiance à une pesée faite dans de semblables conditions. Nous concluons que cette observation n'est pas une grossesse prolongée : *a*, parce qu'on ne peut nous fixer la date de la conception; *b*, parce qu'il y a tout lieu de croire que la gestation n'a pas dépassé le terme considéré comme normal; *c*, parce que, en admettant qu'il y ait eu prolonlongation, il n'est pas prouvé qu'il n'y ait du côté du bassin des vices de conformation des parties osseuses ou des parties molles; *d*, parce que le volume énorme de l'enfant, s'il est exact, est un obstacle des plus sérieux pour retarder l'accouchement et pour nous donner l'explication des phénomènes qui ont été constatés; *e*, parce que l'exagération de volume et de poids du fœtus qui ont été la cause du retard de l'accouchement, ne saurait être considérée comme l'effet lui-même de ce retard.

OBS. IX. (Docteur SCHMIT).

Résumé : Femme blonde châtaine, taille moyenne, tempérament lymphatico-sanguin, bonne santé antérieure, réglée à onze ans, trois à quatre jours par mois, cinq grossesses à terme, trois fausses couches. Pas de phénomènes sympathiques pendant ses grossesses antérieures ; accouchements naturels et faciles, deux enfants vivent encore. En mai 1873, dernière fausse couche ; depuis lors, pertes de sang continuelles, très abondantes au moment des règles. Depuis trois mois, douleurs de reins, coliques violentes, sentiment de lassitude dans les membres ; forces ont diminué, couleurs ont pâli, appétit toujours bon, digestions régulières ; sa mère morte à cinquante-deux ans, après huit mois de maladie, jaune et amaigrie ; père mort d'un cancroïde de la lèvre inférieure. Au 30 juin 1875, rien de cachectique, état de santé relativement passable, ne peut préciser dernières règles à cause de ses pertes continuelles, se croit plus qu'à terme, a senti remuer en février, abdomen sensible à la pression, utérus large, volumineux surtout en travers, tête fœtale dans la fosse iliaque gauche, tronc en avant et à gauche, pelvis dans le flanc droit, battement du cœur fétal à gauche ; au toucher, vagin ramolli, col long de près de deux centimètres et assez volumineux, lèvre antérieure déformée, petites nodosités saillantes et indurées, à la lèvre postérieure mêmes saillies, à gauche intacte. Perd peu de sang actuellement, pertes blanches ; douleurs irrégulières dans les flancs, s'irradiant aux lombes et aux membres inférieurs ; le 10 juillet, pertes de sang assez abondantes, appétit assez bon, sommeil inquiet, douleurs dans le bas ventre et dans les hypocondres, dysurie ; le 11, pertes blanches, peu de douleurs ; le 15, coliques violentes nocturnes, douleurs comparables à celles de l'accouchement ; pertes blanches et rouges ; tête semble engagée au détroit supérieur ; le doigt la rencontre facilement ; battements du cœur toujours à gauche ; le 16, ils sont à droite ; le 16-17, la partie latérale de la lèvre postérieure du col est seule ramollie, orifice externe altéré ; aussi, douleurs expulsives toutes les nuits ; plus

de battements du fœtus, plus de souffle utérin ; enfant mort et
changé de position ; tête dans la fosse iliaque droite ; ne sent
plus remuer ; le 22 et suivants, pertes rouges, plus de douleurs
expulsives, urine facilement, coliques, maux de reins conti-
nuels, pertes blanches épaisses et fétides, appétit faible, état
général moins bon ; le 29, pertes rouges abondantes ; le 30-31,
pertes très fétides, douleurs expulsives, maux de reins ; difficulté pour marcher ; au toucher, on arrive directement dans les
parties fœtales ; col dilaté comme une pièce de un franc, seins
flasques et mous, quelques goûttes d'un liquide blanchâtre,
peau chaude, frissons, pouls 110, nausées et vomissements
bilieux, inappétence, constipation ; le 1er août, pouls 120, température exill., 38° 4, le soir 38° 5, utérus plus volumineux,
tendu, dur, son tympanique ; pertes tantôt liquides tantôt
épaisses et colorées ; le 2, douleurs expulsives, utérus plus volumineux, on ne sent plus aucune partie fœtale ; au toucher,
col dilaté comme une pièce de cinq francs ; partie fœtale s'engage ; inappétence, nausées et vomissements, température le
soir 39° 4 ; le 3, insomnie, coliques, palpation du ventre douloureuse, faciès altéré ; vomissements, selles diarrhéiques ; dans
la nuit, frisson de vingt minutes, température 38° 6, pouls 100 ;
au toucher, col un peu plus dilaté ; présentation épaule droite,
procidence du bras hors de la vulve ; à dix heures, M. le professeur Depaul intervient, commencement de désarticulation,
puis version forcée ; gaz fétides, infects, un quart d'heure après
la sortie du tronc ; pas possible faire la délivrance ; plusieurs
tentatives dans l'après-midi infructueuses ; à cinq heures, M. le
docteur Pinard pratique délivrance artificielle ; une heure après,
pouls à 130, température à 39° 5, utérus toujours volumineux,
s'élevant au-dessus de l'ombilic ; percussion sonore, selle diar-
rhéique, injections au permanganate de potasse ; le 4, selles
diarrhéiques fétides, brasseries, température 38° 6, pouls 116,
soif vive, utérus gros et large au-dessus de l'ombilic, palpation
sans douleurs, son tympanique, gaz fétides par l'anus, le vagin,
pertes rouges à odeur repoussante ; le soir, pouls 130, température 39° 7, oppression quand la malade parle ; le 5, peau
morte, diaphorèse nocturne, pouls 120, thermomètre 38° 9,
diarrhée fétide, douleurs s'irradiant aux lombes et membres
inférieurs ; le soir, peau brûlante, thermomètre 39° 7 ; pouls 130,
dyspnée, toux quinteuse, respiration rude et bruyante, renvois,
bien du côté de l'utérus ; le 6, nuit bonne, sueurs nocturnes,

respiration plus facile, pouls 120, thermomètre 35° 4, selle noirâtre, gazeuse et fétide ; le soir, orthopnée, parole difficile, pouls 128, température 40° 3, sueurs, utérus même état, douleurs hypocondres, parties génitales externes tuméfiées, il en sort liquides noirâtres très fétides ; le 7, frisson, peau sudorale, pouls petit 121, température 38° 5, dysurie, dyspnée, état général plus mauvais ; le soir, sueurs profuses, orthopnée, pouls 110, température 37° 8 ; le 8, température 39° 5, pouls 120, voix affaiblie, dyspnée considérable, œdème des parties génitales, utérus garde son volume et sa sonorité ; le 9, orthopnée, voix presque éteinte, peau morte, thermomètre 39° 5, pouls 146, selles et urines involontaires ; le 10, orthopnée, voix s'affaiblit encore, peau morte, tympanisme utérin, température 39° 9, pouls 126 ; le soir, respiration plus gênée que jamais, dyaphragme immobile, peau brûlante, sueurs profuses, sudacuina, température 41° 3, respiration quarante-deux par minute, pouls très petit et fréquent 130, selles et urines involontaires ; le soir, peau brûlante, thermomètre 41° 2, pouls presque incalculable 150, dyspnée très considérable, râles trachéaux à distance, cinquante-une respirations par minute ; à onze heures, la malade expire.

A l'autopsie. — Col utérin dans son entier ainsi que dans le segment inférieur envahis par l'affection cancéreuse. Examen de l'enfant : à terme et lyndrocéphale.

(*Annales de Tocologie*, février 1876 et *Thèse*. Paris, 1876).

Cette observation très intéressante et que j'ai résumée, a beaucoup d'analogie avec l'observation septième que j'ai donnée. Elle ne mérite, pas plus que l'autre, d'être appelée une grossesse prolongée ; elle n'offre aucun des caractères que j'ai demandés et exigés pour justifier une grossesse prolongée. Elle fait voir quel retard dans l'accouchement des néoplasmes cancéreux ou autres peuvent amener, et les causes d'erreur qu'ils peuvent provoquer. Une particularité sur laquelle nous appelons l'attention, c'est que toutes les fois que des altérations cancéreuses existent et s'étendent au col et au corps de l'utérus dans une étendue plus ou moins considérable, le fœtus, au terme de la grossesse, a succombé toujours. Lorsque les altérations cependant sont au début et de très peu d'étendue, que la fibre musculaire lisse de l'utérus n'est que peu ou pas atteinte, etc., le fœtus peut encore venir au jour, vivant.

OBS. X. (Docteur ESTACHY).

On me fit appeler, le 22 décembre 1879, vers dix heures du matin, dans une maison de pauvre apparence, sise dans les vieux quartiers. Après avoir gravi un escalier vermoulu et chancelant, je pénétrai dans une chambre, sorte de galetas, recevant un jour douteux, à peine suffisant, et d'une malpropreté presque repoussante. Je trouvai là, couchée sur un grabat, une femme d'un certain âge déjà, qui se plaignait de douleurs de reins et de fortes coliques.

Au toucher, je reconnus que le col utérin commençait un peu à s'élargir, et par le col entr'ouvert, je pus constater que la poche des eaux était intacte mais sans saillie aucune. Le fœtus, dont je sentais la tête sous le doigt, était en première position, présentation de sommet = O.I.G.A. La matrice avait une direction oblique de gauche à droite plus accentuée qu'à l'ordinaire ; pendant les contractions utérines, elle tendait à venir se placer dans l'axe du bassin ; elle me parut plus amincie qu'on n'a l'habitude de le constater souvent en pareil cas. Les bruits du cœur fœtal étaient perçus distinctement un peu en dehors de l'ombilic et à gauche. Les contractions très intermittentes étaient paresseuses ; une heure après mon arrivée, elles devinrent un peu plus fortes. Je pus constater alors que la dilatation du col s'opérait, qu'elle atteignait à peu près les dimensions d'une pièce de cinq francs en argent.

La femme était en travail depuis l'avant-veille au soir, c'est-à-dire depuis le 20 décembre. Difficilement je parvins à pratiquer la pelvimétrie digitale. Le diamètre A.P (S.P.) = 10 centimètres environ. La tête fœtale était au détroit supérieur demi-heure après, et la poche des eaux avait fini par se rompre. Cependant, les eaux s'écoulaient comme par saccades. On sentait bien distinctement la tête du fœtus. Les os de la tête me parurent plus durs qu'à l'ordinaire, et les fontanelles antérieure et postérieure plus étroites. Le cuir chevelu était plissé ; les battements cardiaques étaient perçus un peu plus bas et en dedans ; quelques crampes qui furent combattues en ce momeut par des frictions sèches.

Renseignements. — 40 ans, multipare, 4 enfants, 3 vivants, accouchements antérieurs bons, mais longs ; grossesse sans accidents, mouvements du fœtus perçus au commencement de juillet, dernières règles le 20 février 1879, règles régulières durant trois à quatre jours, vie misérable, causes morales, travail pénible à la campagne, tempérament lymphatico-sanguin, au commencement de novembre quelques douleurs de reins, comptait s'accoucher en novembre, enfants des grossesses antérieures ordinaires, santé un peu détériorée.

A ma seconde visite, vers une heure, tête toujours au détroit supérieur, contractions toujours faibles malgré l'administration du bouillon et du vin généreux. Je soulève la tête afin de favoriser la sortie des eaux qui contiennent un peu de méconium. Pouls de la mère faible, contractions se raniment un peu, seigle ergoté donné par la sage-femme sans mon autorisation et pendant mon absence, tête fœtale se réduit un peu, l'engagement paraît se faire. La sage-femme m'envoie chercher dans l'après-midi. La parturiente a eu une hémorrhagie provenant très probablement du décollement du placenta. Cette hémorrhagie a pris peu à peu des proportions inquiétantes. Enorme thrombus de la vulve. Application pénible du forceps. Dégagement O.P. Enfant volumineux. Poids : 4,800 grammes. Taille : 55 centimètres. Tête, diamètres = O F = 128 B P = 108 O M = 148. D'autres auraient essayé la version, j'ai préféré attendre et appliquer le forceps. L'enfant n'a vécu que quelques minutes.

Cette grossesse, qui pourrait être considérée comme prolongée, est absolument normale à notre avis. Ce qui le démontre, c'est l'époque des premiers mouvements actifs du fœtus. Et en admettant qu'on persiste à l'accepter comme prolongée ou du moins simplement retardée, l'état de santé de la femme, le volume du fœtus, le léger rétrécissement du bassin, etc., sont suffisants pour nous expliquer ce retard.

OBS. XI. (Docteur ESTACHY).

Je transcris ici une observation à peu près semblable à la précédente, telle que je la trouve dans mon registre d'observations. Le vendredi, 18 juin 1880, on vient me chercher vers onze heures du matin, pour la nommée X... La sage-femme qui a assisté cette femme, nouvelle venue, s'inquiète à son sujet. En travail depuis le 16 au soir, dernières règles 10 août 1879, âge 26 ans, primipare, a senti remuer au commencement de janvier 1880, taille petite, nanisme, rachitique, cordon hors de la vulve, quelques battements artériels à peine sensibles, bruits du cœur fœtal à gauche ; au toucher, tête au détroit supérieur, membranes rompues, présentation de sommet, quatrième position = O.I.G.P., craintes que le cordon soit comprimé, douleurs et contractions faibles, application de forceps, pas de résultat ; deux heures après, seconde application de forceps, application infructueuse, pas d'engagement, cordon froid mélangé de violâtre, plus de battements cardiaques du fœtus, perforation du crâne. Puis, avec un crochet aigu, je parviens, après une application encore infructueuse de forceps, à amener le fœtus. Si je n'avais pas réussi, j'aurais employé le céphalotribe, après avoir attendu encore l'effet des contractions utérines. Délivrance rapide, pas d'hémorrhagie consécutive. Cette femme était venue me consulter quelques mois auparavant, et je lui avais conseillé, après avoir pratiqué la pelvimétrie digitale, de se faire accoucher artificiellement vers sept mois et demi, huit mois Diamètres A.P = 8 1/2. L'enfant était volumineux. Poids : 3,760. Taille : 53. Tête, diamètre — O F 121 — O M 140. B P très difficile à prendre à cause de l'état de la tête, 102 — 103 environ.

Peut-on considérer cette grossesse comme prolongée ? Non, certainement. Les preuves, dans cette courte observation, abondent pour la faire regarder comme normale. S'il s'est produit une prolongation, elle ne peut être attribuée qu'aux causes dystociques diverses qui existaient, non seulement chez la mère, bien qu'une naine puisse accoucher parfois naturellement , mais surtout chez le fœtus dont les dimensions et le volume mettaient obstacle à toute évolution dans un bassin comme celui qu'avait cette femme.

CONCLUSIONS.

Nous avons défini la grossesse dite prolongée ; nous avons nettement indiqué quels caractères elle doit avoir pour être constituée et justifiée ; nous avons apprécié les diverses observations les plus récentes, qui paraissaient aux yeux de certains observateurs, devoir faire accepter les grossesses prolongées ; nous avons exposé, sinon sous toutes ses faces, du moins sous les principales, cette question importante. Scientifiquement parlant, nous nous croyons donc en droit de conclure :

a Que les grossesses prolongées, telles qu'on a voulu les admettre jusqu'ici, n'existent pas ;

b Que les retards ou les prolongations observés dans la gestation et l'accouchement, ne sont, tout bien considéré, que l'effet de causes dystociques diverses résidant, soit dans le bassin, soit dans les parties molles, soit dans l'excès de développement du nouvel être, soit comme complément, dans le travail, ou encore dans les vices de présentation et de position du fœtus ;

c Que les observations qui nous ont été données, com-

mé des exemples de grossesse dite prolongée, reposent
sur des erreurs d'observation, surtout en ce qui concerne
la date de la conception, et que les seuls éléments, pour
arriver *approximativement* à connaître la durée, ne sont
que ceux que j'ai signalés et qu'ils doivent être réunis
toujours ;

d Que l'excès de développement du fœtus, que nous avons
été à même de constater nous-même et que les observations
précitées nous indiquent, ne doit et ne peut être *sérieusement* considéré que comme la *cause* de la prolongation de
la grossesse et non comme l'*effet*. — Comme nous l'avons
déjà dit au début de cette étude, si l'on veut donner aux
accouchements retardés le nom de grossesse prolongée, on
se trouve dans la nécessité, au point de vue scientifique,
d'établir une distinction extrêmement importante.

Il faudra révoquer absolument en doute les grossesses
qui jusqu'à présent ont été considérées comme prolongées. Celles-là nous les appellerons *grossesses prolongées
physiologiques*, grossesses prolongées *non symptomatiques*,
grossesses prolongées *essentielles*, si l'on veut. En second
lieu, il faudra admettre exclusivement celles qui dépendent de causes variables de dystocie, et leur donner la
qualification de *grossesses prolongées symptomatiques*.

Maintenant, entrant dans un autre ordre d'idées, nous
dirons que les naissances précoces comme les naissances
tardives donnent souvent lieu à *des recherches médico-
légales* du plus haut intérêt. Aussi le médecin doit-il se
mettre en garde contre les assurances d'une femme qui
voudrait dissimuler une faute, bien que la loi française
ait coupé court à toutes les controverses au sujet des accouchements tardifs. En effet, le Code qui nous régit admet
la légitimité des enfants nés le cent quatre-vingtième jour
après le mariage et le trois centième jour après la dissolution du mariage, ou bien après la possibilité de cohabita-

tion entre les deux époux (articles 312, 313, 314, 315. C. N.)
Mais, tout bien réfléchi, ces articles ne reposent que sur
une fiction. La loi n'a eu réellement pour but que d'assurer la position des enfants dans la famille et de fixer leur
légitimité ; et elle a avant tout considéré cette question et
non la question de succession ou d'argent. Pour nous, en
fixant le trois centième jour, le Code a été *au-delà de
l'extrême limite*; ce terme dépasse, à notre avis, *et de
beaucoup*, la durée la plus longue des grossesses ordinaires. Il est vrai qu'il y ajoute un correctif. Si la naissance
tardive a lieu au-delà du trois centième jour, l'article 315
dit que la légitimité de l'enfant pourra être contestée, de
même que l'article 312 admet que le mari pourra désa-
vouer l'enfant s'il prouve qu'il a été dans l'impossibilité
de cohabiter avec sa femme. Il en est de même, en cas de
séparation de corps demandée ou obtenue, pour l'enfant
qui sera né trois cents jours après l'ordonnance du pré-
sident rendue aux termes de l'article 878. P. C. Certainement, le législateur a bien fait de soustraire *la filiation* à
la mobilité des appréciations de la justice ; certainement,
il a agi sagement en lui traçant une règle positive pour
fixer les incertitudes qui régnaient encore lors de la pro-
mulgation du Code, sur la question des accouchements
tardifs, des naissances tardives. Mais si, aujourd'hui, *le
Code était à réviser*, il est fort possible, malgré tout, que
le législateur n'accepterait plus les termes fixés par les
articles 312 et suivants ; car les données scientifiques sur
lesquelles se basaient les législateurs du commencement
du siècle, *ne sont plus tout à fait celles que la science fixe-
rait de nos jours*. Nous savons bien, et tout le monde peut
le comprendre, que les législateurs n'ont eu en vue que
de tarir la source des procès scandaleux venant de naissances tardives ou précoces, en adoptant une règle précise
sans avoir eu la prétention, qui serait ridicule, d'énoncer

une **vérité** absolue ni de décider sur une question qu'ils ne pouvaient comprendre ni apprécier en médecins et en physiologistes. Il était trop évident pour eux qu'il fallait en finir, si l'on considère tous les droits que la filiation accorde, tous les devoirs et toutes les obligations qu'elle crée, toutes les incapacités qu'elle peut constituer pour certains actes de la vie civile. C'était cette filiation qu'ils avaient en vue avant toute question pécuniaire.

Mais, après tout, ce n'est qu'une fiction. On admet d'ordinaire que, dès que le cent quatre-vingtième jour est commencé, l'enfant ne peut plus être désavoué, et il faut que le trois centième jour soit expiré depuis et non compris le jour de la dissolution du mariage, pour que la légitimité de l'enfant puisse être contestée. Voilà l'opinion de la doctrine. Et cependant la jurisprudence de certaines Cours a décidé que le délai de trois cents jours doit compter non par jour, mais *de momento ad momentum*. Est-ce qu'il n'aurait pas été plus simple de dire : « *La loi ne reconnaît pas la légitimité de l'enfant né trois cents jours révolus après la dissolution du mariage ?* » L'article 312 est bien plus explicite ; car dès que le mari peut prouver, le désaveu peut être et doit être prononcé. Mais peut-être, après tout, les législateurs ont-ils eu en vue de ménager certains intérêts moraux ou matériels. Pour nous qui examinons la question au point de vue purement scientifique, nous ne craignons pas de dire que le législateur est allé trop loin. En tenant compte de la vérité scientifique, il pourrait admettre une autre rédaction et fixer un terme inférieur au trois centième jour ; car, nous le répétons, il pourrait tout aussi bien couper court aux désirs ardents des uns et aux attaques passionnées des autres, en tenant compte de la vérité scientifique que des hommes aussi éclairés, aussi éminents que les Depaul, les Pajot, les Stöltz, les

Nœgele, les Casper, etc., démontrent tout aussi bien dans leur grand enseignement que dans leurs ouvrages.

La jurisprudence devrait donc, en s'étayant sur les données scientifiques actuelles, réduire le terme de trois cents jours et n'admettre comme naissances tardives, que celles qui seraient la conséquence indéniable de causes dystociques *effectives*, minutieusement recherchées et rigoureusement démontrées par expertise.

Si le Code doit être modifié dans les articles qui concernent les naissances tardives, à plus forte raison doit-il l'être aussi dans ceux qui ont trait aux naissances précoces. La science admet qu'un fœtus n'a quelque chance de vivre qu'à sept mois environ ; il est donc peu rationnel, peu juste et certainement peu moral de laisser dans la loi le terme de 180 jours. Pour les naissances précoces comme pour les naissances tardives, seule la science peut indiquer un juste milieu pouvant servir de base, et fournir en quelque sorte une vraie sanction, de façon à satisfaire tous les intérêts moraux et matériels, à ménager des susceptibilités respectables et à éviter des discussions le plus souvent aussi passionnées que scandaleuses.

www.ingramcontent.com/pod-product-compliance
Ingram Content Group UK Ltd.
Pitfield, Milton Keynes, MK11 3LW, UK
UKHW022337070726
13614UKWH00003B/1078